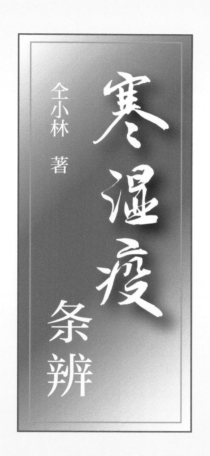

仝小林　著

寒湿疫条辨

科学出版社
北　京

内 容 简 介

新冠疫情暴发后，仝小林院士先后担任国家中医药管理局医疗救治专家组组长、国家中医药管理局中医疫病防治专家委员会组长、中央援港抗疫中医专家组组长等职，先后辗转"四省十二地"指导中医抗疫工作，主持制定了第三版至第十版新冠病毒感染诊疗方案的中医部分（国家卫健委、国家中医药管理局联合发布）。仝院士在武汉抗疫期间，在国内首次提出从"寒湿疫"角度辨治新冠感染的诊疗策略，并在后期的诊疗实践中不断总结并完善"寒湿疫"中医诊疗体系，最终形成了本书。本书描述了仝院士对中医疫病的独到认知，详述了寒湿疫"郁-闭-脱-虚"四期分治体系，并以诸多临床案例佐证了理论体系。本书或可补充六经、卫气营血、三焦、膜原九传等传统外感病辨证体系之不足，或可弥补疫病体系中缺乏"寒湿疫"辨治体系之遗憾。

本书可供中医临床医生阅读使用，也可供中医院校学生和中医爱好者阅读参考。

图书在版编目（CIP）数据

寒湿疫条辨 / 仝小林著. —北京：科学出版社，2024.1
ISBN 978-7-03-077008-0

Ⅰ. ①寒…　Ⅱ. ①仝…　Ⅲ. ①寒湿（中医）–辨证论治　Ⅳ. ①R254.1

中国国家版本馆 CIP 数据核字（2023）第 221644 号

责任编辑：刘　亚 / 责任校对：张小霞
责任印制：赵　博 / 封面设计：陈　敬

科学出版社 出版
北京东黄城根北街 16 号
邮政编码：100717
http://www.sciencep.com

涿州市般润文化传播有限公司印刷
科学出版社发行　各地新华书店经销
*
2024 年 1 月第 一 版　开本：720×1000　1/16
2024 年 8 月第二次印刷　印张：7 3/4
字数：118 000
定价：68.00 元

自　　序

　　新中国成立以来，中医直接参与并取得辉煌战绩的抗疫有四次，分别是暴发于 1955～1956 年的流行性乙型脑炎，二十世纪七八十年代的流行性出血热，2003 年的 SARS 以及此次新冠。我亲身经历了其中的三次，作为一名医生，能有这样的实践机会是难得的。

　　第一次参加抗疫是在 1985～1988 年读博期间。我的导师首届国医大师周仲瑛教授此时正在承担国家"七五"攻关课题，我因此参加了流行性出血热的临床治疗和研究。当时令我印象最深的是，同为流行性出血热，南北方医生的辨证思路迥然有异。以兰克信为代表的北方派按伤寒六经辨治，以周仲瑛为代表的南方派按温病卫气营血辨治，但都取得了较好的疗效，于是乎就产生了以万友生为代表的"寒温统一"派。我当时对此十分困惑，经过后来长期的临床实践，我终于想通了"寒温统一"的要点，即寒温有可统一之处，也有不可统一之处。可统一处在于伤寒进入阳明和温病进到气分以后，其治法多可互鉴，故陆九芝曾说"阳明为成温之薮"。不可统一处在于初治手法，伤寒辛温解表，温病辛凉解表，相距甚远。伤寒以伤阳为主线，温病以伤阴为主线。倘若伤寒早期按温病治，大多病情迁延，但不至死；反过来，温病早期按伤寒治，其后果则不堪设想。

　　另外，我在苏北疫区观察了大量发病早期的流行性出血热病人，他们大多以太阳表实证（恶寒发热，头痛、身痛、腰痛、骨节疼痛，脉浮紧）起病，且具有典型的伤寒六经传变过程。因此，我坚定了一个理念，即流行性出血热就是仲景在《伤寒论》里所载伤寒的本底疾病。至于叶天士在《温热论》中按卫气营血所辨治的温病，很类似于现代的流行性脑脊髓膜炎和流行性乙型脑炎。而吴又可在《温疫论》中按膜原九传所辨治的"湿瘟"，则很类似于现代的肠伤寒、副伤寒。

　　第二次参加抗疫是 2003 年的 SARS。我当时在中日友好医院工作，SARS

暴发后，中日友好医院被国务院指定为 SARS 专病医院，医院任命我为中西医结合救治组组长。我亲自诊治了 248 名 SARS 病人，应该是全球看 SARS 最多的医生之一。我们团队的几十名医生在中日友好医院的 SARS 病区连续奋战数月，从接收第一例病人，直到送最后一位 SARS 病人出院。从临床实际出发，我们将 SARS 命名为"肺毒疫"，并总结出了"四期十二证"的 SARS 中医诊疗体系。其中纯中药治愈的 11 例 SARS 病例，作为中医抗击 SARS 的重要成果，被世界卫生组织文献收录。我们在疫区编撰的《SARS 中医诊疗与研究》一书，详细记载了 SARS 的疾病表现、发病过程及中西医结合诊治体会，获第六届国家图书奖特别奖。

经过以上两次抗疫实践，我对张仲景、吴又可、叶天士、吴鞠通等先贤著作中所描述的疾病，有了一个基本概念，那就是他们所描述的外感病，应该有具体的本底疾病为依托。之所以创制了新的辨治体系，是因为他们所面对的"今病"不同于先辈们所面对的"古病"。我由此得出一个基本原则，那就是我们在面对新发疾病时，一定要尊重临床实际，不可按图索骥、胶柱鼓瑟。

第三次抗疫就是新冠。有了流行性出血热和 SARS 的抗疫实践，使我在面对这次新冠疫情时，有了更加充足的底气。在观察了新冠病人的证候特征和发病全过程后，我很快就做出了一个基本判断，即新冠的发病规律不同于伤寒的六经传变，也不同于温病的卫气营血传变，而类似于《温疫论》中的膜原九传。但吴又可所讲的是"湿瘟"，而新冠却是"寒湿疫"。

"寒湿疫"者，即为夹杂"秽浊湿气"的一类特殊"寒疫"。关于"寒疫"的记载可追溯至《黄帝内经》时期，王叔和在《伤寒论·伤寒例》中首次提出"寒疫"之名，《伤寒论》是指导辨治"寒疫"的代表性著作。距今约一千年前，苏东坡在黄州（今湖北省黄冈市地域）时疫中，用圣散子方活人无数。从圣散子方的组成，以及黄州时疫发生的时间（冬春之交）及地域特征（多湿）来看，黄州时疫即为一次典型的"寒湿疫"。但历代古籍中对疫病的记载，往往是详于"温"而略于"寒"，更未对"寒疫"进行分类叙述，非比"温疫"体系下有《温疫论》《温热论》《湿热论》《温病条辨》等著作指导各类"温疫"的治疗。

结合新冠的证候表现、发病时间、传变规律、流行特点、用药特征、病毒喜嗜等要素，我很肯定地认为新冠即典型的"寒湿疫"，新冠也因此成为了我完善"寒湿疫"辨治体系的本底疾病。从 2020 年初的武汉、鄂州、孝感、黄石、黄冈等地的湖北保卫战，到 2021 年初长春、通化的吉林之战，再到 2022 年初安阳、郑州的河南之战，以及后来的香港之战，以及乌鲁木齐、吐鲁番、哈密的新疆之战、北京之战，我不断完善"寒湿疫"的辨治规律、治则治法和有效方剂。"寒湿疫"理论在整个新冠疫情的防治过程中，发挥了重要指导作用。

在"寒湿疫"的诊疗过程中，我也有诸多感慨。墨守成规，按图索骥，刻舟求剑，不知变通，实为可怕。见一证似温病，则套用温病，不管全程见不见得到营血分证；见一证似伤寒，则套用六经，不解戾气伏于膜原，出表形式多样，发于某经便为某经之证，不走伤寒传统路径。更有甚者，竟言新冠为湿瘟，天大误导，贻害甚深。不知湿瘟，本就是长夏专属，不与寒冬相干。凡此总总，说到底，不知一病有一病之六经，一病有一病之卫气营血。面对新发突发之疫病，倘若与古述不同，必须要研究其发病规律，实事求是，分期分证辨治，怎可套古锁今？

此外，寒湿疫之发，不局限于北方。秦岭淮河，地分南北。然江浙等地，冬季湿冷，体感远较北方为甚。隆冬节气，寒潮南袭，岭南之地，亦可突然降温至零摄氏度左右。自 2019 年新冠疫情暴发以来，岭南诸地，冬季气温更是较既往偏低，海南三亚，虽处热带，然值春节，仍未敢以身试水。2022 年 3 月底，我作为中央援港抗疫中医专家组组长，奉命带队赴香港指导抗疫。当时最低气温仅十四度左右。亲临一线，扪及老年患者手足，鲜有不厥冷入骨者，何来湿热！然仍有医者，处方一派寒凉！呜呼，轻患尚可扛过误治，老年阳气衰微者，难矣！昔仲圣之言，犹在耳畔，"一逆尚引日，再逆促命期"！今不解经旨，一逆再逆，岂不痛哉！

我作为国家中医药管理局医疗救治专家组组长、国家中医药管理局中医疫病防治专家委员会组长、中央援港抗疫中医专家组组长，主持制定了第三版至第十版的新冠病毒感染诊疗方案的中医部分，但国家方案须汇集专家意见、达成共识，无法充分表达个人见解。于是从武汉起，我就不断观察总结"寒湿疫"的发病规律和用药方法，最终形成了今天的《寒湿疫条辨》该书或可补充六经、卫气营血、三焦、膜原九传等传统外感病辨证体系之不足，或可弥补疫病分类（寒疫、寒湿疫、温疫、湿瘟、杂疫）体系中缺乏"寒湿疫"辨治方案之遗憾。

　　在拙著即将付梓之际，我要特别感谢为本书做出巨大贡献的赵林华、郑景辉、宋斌、陈锐、肖明中、陈娟、王蕾、雷烨、朱向东、刘宝利、王强、程金波、朱蔚、李青伟、杨映映、田传玺、薛崇祥、万砺、韦宇、杨浩宇、林家冉、罗金丽、董立硕、张莉莉等医生，感谢和我一起并肩作战的战友们，感谢科学出版社的大力支持，感谢我的家人。

癸卯三月初二寅时

目　　录

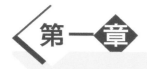

疫 病 总 论

1 《黄帝内经》曰："五疫之至，皆相染易，无问大小，病状相似。"

条文解析 本条文借《黄帝内经》之言，引出疫病的概念和发病特征。疫病在古文献中又称温疫、疫疠、天行、时气等，相当于现代的急性传染病，有些甚至属于烈性传染病范畴。传染性和流行性是疫病的基本特征，如许慎在《说文解字》中言道："疫，民皆疾也。"吴又可在《温疫论》中言道："无论老少强弱，触之者即病。"疫病大多起病急骤，来势凶猛，传染性强，如不及时采取防治措施，会在人群中迅速传播蔓延，引起广泛流行。

2 古之疫病，多为一时一域之疫，故称"时疫"。然今时新冠之疫，不分时域，四季皆发，冬季尤重。

条文解析 本条文主要介绍古今疫病传播规律的区别。在古代，限于人口密度和交通条件，疫病的发生往往具有地域性和时令性，中医将这种一时一地流行的传染病称为"时疫"。然而当今之疫病，尤其是此次的新冠疫情，其发病横贯四季，遍布全球，时空跨度远远超过了"时疫"的范畴。便捷的交通运输条件让现代疫病有了不限于"一域"的特点，一旦遇到新冠之类具有强烈传染性和致病能力的疫病，便容易暴发"不分时域，四季皆发"的大疫，而这也影响和改变了中医药对现代疫病的认识和防控策略。

3 《时病论》曰："时病者，乃感四时六气为病之证也，非时疫之时也。"

条文解析 本条文主要介绍时疫与时病的区别与联系。时病是感染四时六淫之气而发的一类疾病，与季节时令相关。中医常从"时病"的角度辨治疫病，普遍认为"时气""四时不正之气""六淫邪气"等异常的气候因素为疫病之病因。直至吴又可在《温疫论》中明确指出，"夫温疫之为病，非风、非寒、非暑、非湿，乃天地间别有一种异气所感"，中医界才共识性地认识到"戾气"为疫病之因。"戾气说"的提出，使中医对疫病的病因有了本质性的认识，将时疫与时病进行了区分，并衍生出了"开达膜原"这一影响深远的疫病治法。

4 《文十六卷》曰："不传染而有热无寒者是曰温，传染而有寒有热者是为疫……温热暑湿皆就一人之病言，疫则必以病之传染言。"

条文解析 本条文旨在介绍疫病与温病的区别及联系。陆懋修在《文十六卷》中认为，疫病者，有寒亦有热，重在传染，传染性是其主要特征，无传染则不为疫病。温病者，只热不寒，重在属性，温热性是其重要特征。但从更加严谨的角度来看，疫病中属性为温热的病种，亦可将其归属于温病的范畴，从温病的角度进行辨治，如流行性脑脊髓膜炎（流脑）、流行性乙型脑炎（乙脑）等。此条之要旨，重在强调诊断疫病的要点在于传染性和流行性，而不能将所有的疫病盲目纳入温病范畴进行论治。

5 疫病之发，戾气为因。戾气者，天地间别有之异气、杂气也，或挟六淫，或兼内邪。

条文解析 本条文讲述疫病的病因。自明代吴又可"戾气说"提出之后，中医界普遍认识到戾气是导致疫病的根本原因。戾气不同于六淫邪气，而是一种特殊的致病因素。从现代医学角度而言，戾气类似于自然界中具有传染性和致病性的病原微生物。戾气虽然非风、非寒、非暑、非湿，但不同的戾气亦有不同的中医属性，有偏寒之戾气，有偏热之戾气等。其外，戾气可夹杂六淫邪气而致病，亦可与人体内在之伏邪里应外合而为患。六淫邪气或内在伏邪能与戾气相合，助戾气得势而侵袭机体。如新冠病毒感染，戾气性属寒湿，因此在寒冷潮湿环境中传播更为迅速，阳虚或内有寒湿之人易得此病且容易转重，说明内外寒湿之气皆可与寒湿戾气相合而致病。

6 戾气入侵，多从口鼻而入。

条文解析 本条文讲述戾气的主要传播途径。戾气入侵人体，以口鼻途径为多。如《临证指南医案》中言："疫疠一症，都从口鼻而入，直行中道，流布三焦，非比伤寒六经，可表可下。"《吴鞠通医案》中言："温疫者……悉从口鼻而入。"《治疫全书》中言："时疫一症……人在气交之中，七孔空虚，口鼻为最，其气凭空而来，乘虚而入，受其毒者，发为疫病。"现代传染病学研究表明，戾气（病原微生物）除了从呼吸道、消化道途径入侵机体外，亦可通过血液、体液入侵机体，如蚊虫叮咬、性传播等，这些特殊的传播途径在疫病的诊疗中亦需格外关注。

7　戾有偏嗜，名曰"戾嗜"。或偏嗜于寒热燥湿之性，或偏嗜于脏腑经络之位。

条文解析　本条文主要提出了"戾嗜"这一新概念。现代病原微生物学研究发现，不同的病原微生物对外环境的理化因素具有不同的亲嗜性，如霉菌喜湿、乙脑病毒、疟原虫喜湿热，汉坦病毒、新冠病毒喜寒等；并且对不同的脏腑组织亦表现出不同的亲嗜性，如乙脑病毒具有嗜神经性、脑膜炎双球菌亲嗜鼻黏膜、新冠病毒亲嗜呼吸系统等。笔者将戾气（病原微生物）对外环境理化因素（温度、湿度等）和不同脏腑组织的亲嗜性称为"戾嗜"，这是戾气的一种客观属性。"戾嗜"不仅是决定疫病病理发展过程和临床特征的关键，更是判断疫病中医属性的重要依据，如脑膜炎双球菌喜温热、嗜鼻黏膜，其导致的流行性脑脊髓膜炎多从风温辨治；乙脑病毒喜湿热、嗜神经，其导致的乙脑多从温热或湿热辨治；疟原虫喜湿热，其导致的疟疾多从湿热辨治；汉坦病毒喜低温，其导致的流行性出血热可从伤寒辨治；新冠病毒喜低温，其导致的新冠感染则可从寒湿疫角度辨治等。

8　疫病之发，寒热燥湿之属性迥然有别，当客观裁断。

条文解析　疫病之发，由乎戾气，不同的戾气有不同的"戾嗜"，故相关的疫病亦会有不同的中医属性。因此，对于新发疫病，我们应结合四诊，体察发病规律，综合多维参数来客观判断其寒热燥湿之病性，以及何经、何脏、何腑之病位。而不能仅以眼前之证候、固有之思维来主观判断其属性。

9　疫病之发，病证繁杂，需四诊合参，断邪正之势。观舌知邪之轻重浅深，把脉知病之盛衰进退，察色知神之旺衰常异。

条文解析　疫病常发病急骤，证候复杂，尤需四诊合参，拨开迷雾，来判断正邪之势。其中，舌象、脉象、神色是判断疫病核心病机和邪正之势的关键。脏腑精气荣于舌，病变亦反映于舌，故观舌象可知机体正气之盛衰、病邪之深浅、邪气之属性，以及疾病之转归预后，如《灵枢·师传》所言："脾者主为卫，使之迎粮，视唇舌好恶，以知吉凶。"脉者，统于阴阳，示现于浮沉、迟数、虚实、滑涩等象，是提示疾病盛衰进退的重要参数。五脏六腑之精气皆上注于面，故面色之荣枯、滑涩、散抟等象，是提示患者精神衰旺常异的重要指征，精气血充足则神旺，精气血虚少则神耗，邪气攻心则神乱，心窍闭塞则神昏。

10 疫病之发，多由口鼻相传，染人极速。医患防护隔离，可行远程诊治，脉象不得，舌象尤重。

条文解析　本条文重在强调舌诊在疫病诊疗中的重要意义。戾气传播以口鼻为主，传染性强，一城一池，瞬间成片。因此，在疫情的集中暴发期，受医疗资源和传染风险的限制，医生难以有效开展一对一诊疗，视频远程诊疗将是一种重要的诊疗方式。此时，切脉不得，而舌诊作为望诊的重要手段，具有简便易行、特异性强的特点，就成了有效获得患者正气盛衰、病位深浅、病邪性质、病情进退等信息的重要方法，从而指导辨治。即使亲临诊治，也因隔离或防护措施而影响脉诊的准确度，此时舌诊依然重要。

11 疫病之发，传变迅速，变证繁杂，所显诸症，轻重不一。戾强初感病状多相似，戾弱随内外环境而不同。

条文解析　本条文重在介绍疫病临床表现和证候特征的复杂性。疫病发病急骤，传变迅速，虽然为同一戾气所侵袭，但外显之证候，则是戾气毒力、患者体质、气候因素等内因、外因共同作用的结果。因此，在戾气毒力偏弱的情况下，患者在疫病初期即可表现出不同的临床表现和证候特征。但在戾气毒力极强的情况下，邪气对正气具有压倒性的制约，此时大部分患者在病初的症状则会比较类似，如暴发型鼠疫。

12 抗戾，审因之治也。万般皆中品，唯有审因高。然抗戾之特效药，疫情初起，无论西医中医，多难获得。故退而求其次，从调"态"入手，改变土壤，使种子难以生存。

条文解析　本条文介绍中医治疗疫病的基本原则。戾气（病原微生物）是导致疫病发生的直接原因，也是根本原因。故针对戾气的治疗，既为疫病的审因之治，亦为根本之治。但面对新发突发传染病，不管是中医还是西医，均很难在短时间内寻找到针对病原体的特效药，特别是在疫情的集中暴发期，医学界很难实现审因之治。病原体之于人体内环境，好比"种子"之于"土壤"，在找到可以直接消灭"种子"的特效药物之前，最有效的办法就是运用中医"调态"的方法来改善人体的"土壤环境"，进而调动机体内在的抗病能力来祛除或消灭戾气，正所谓"体内自有大药"。因此，在特效药物和疫苗研发成功之前，中医药要第一时间介入疫情防控，深入抗疫一线，通过辨证论治找到疾病的共性机制，为抗疫防疫提供独具特色、行之有效的治疗策略和方药。

13 改变土壤，即为调"态"。疫病之"态"，盖分四类，曰寒疫、寒湿疫、温疫、湿瘟。其他为杂疫。

条文解析 本条文进一步介绍了疫病的常见分"态"。如第12条所述，通过改善人体的"土壤环境"达到消灭"种子"的目的，就是中医"调态"思想在疫病治疗中的应用。具体而言，"调态"是指运用中药、针灸、导引等方法调整机体的内环境状态，使其重新回归阴阳平衡、气血调畅的健康状态。"调态"是治疗新发突发传染病的重要措施，也是中医的传统优势所在。"水火者，阴阳之征兆也"，火多则温热，火少则寒凉，水多则夹湿，水少则因湿少而更显寒热之性。故疫病以寒疫、温疫、寒湿疫、湿瘟（湿热疫）四种属性最为常见，杂疫则指属性不明或很难划归属性的一类疫病。

14 调"态"治疫，必先定性。定性之法，要在"四维"。一曰四诊合参，二曰气候地理，三曰体质判定，四曰戾嗜定性。

条文解析 本条文提出了判定疫病中医属性（"态"）的有效方法——"四维定性"。明确新发疫病的寒热燥湿属性，是中医"调态"治疗的前提。而对于疫病的定性，不能局限于眼前所见之证，更不能只因温病相关处方有效即判定其为温疫，亦不能因为伤寒经方有效而判定其为寒疫，而要通过患者的临床表现（四诊合参）、外环境的气候和地理特征（气候地理）、患者的内环境状态（体质判定）、戾嗜（戾嗜定性）这四个维度来综合判定，笔者将其称为"四维定性"。在以上四个维度中，临床表现是判定疫病属性的主要依据；气候和地域环境特征是判定疫病属性的重要参考；体质因素是决定患者感染后寒热从化方向的重要因素；戾嗜则是判定疫病属性的重要客观参数，在判定疫病属性的过程中发挥着重要作用，甚至是决定性作用。四者合参，四维定性，对疫病寒温主线的把握会更加准确。在 2020 年初的武汉抗疫一线，笔者便基于"四维定性"法则将新冠病毒感染定性为"寒湿疫"，提出了散寒化湿、开达膜原、辟秽化浊的治疗原则，进而拟定了适用于疑似发热病例及确诊轻型、普通型患者的通治方——散寒化湿方（又称寒湿疫方，武汉抗疫一号方），是当时在武汉地区第一个大规模投入一线使用的抗疫中药，累计发放 72.3 万剂，取得了积极的防治效果。

15 调"态"治疫，定性为基。察色按脉，首辨寒热，次别燥湿，兼顾虚实。

条文解析 明确疫病的属性是"调态"治疫的基础，正确的定性关乎疫病初治手法的选择和对病机发展主线的把握。《素问·阴阳应象大论》言："察色按脉，先别阴阳。"寒热作为阴阳的主要征兆，所谓"寒热者，阴阳之化也""水火者，阴阳之征兆也"，故在疫病定性时，首先要依据"四维定性"法则来判定疫病的寒热属性。在此基础上，通过分析患者的临床表现、舌脉等来判定疫病的燥湿属性，就基本掌握了"调态"的方向。再结合疾病的虚实属性，虚则补之，实则泻之，"调态"治疫的要素基本具备，遣方用药亦将更加有的放矢。

16 疫分寒热，要在初治。寒疫宜辛温解表，温疫宜辛凉透表，寒湿疫宜开达膜原散寒化湿，湿瘟宜开达膜原清热利湿。

条文解析 在发病初期即用中医"调态"之法截断疫情，是防治疫病的重要举措，而初治手法的确定则依赖疫病寒热燥湿属性的判定。具体而言，寒疫初治需要辛温解表，方用麻桂剂、荆防败毒散之属；温疫初治需要辛凉透表，方用银翘散、桑菊饮之属；寒湿疫初治需要开达膜原、散寒化湿，方用圣散子方、散寒化湿方之属；湿瘟（湿热疫）初治则需开达膜原、清热利湿，方用达原饮、三仁汤之属。

17 疫病之功力，全在初治手法。虽有寒疫、寒湿疫之分，但关键在一寒字；虽有温疫、湿瘟之别，关键在一热字。何也？寒湿凝滞，寒散则湿得流动而易排；湿热弥漫，热除则湿变为水而不蒸。奈何不分寒热，只言湿邪？甚者，同一种疫病，言湿可与热合而为湿热，可与寒结而为寒湿，看似圆滑，实则胸无定见，似是而非。初治寒热迥异，湿辨岂可模棱。

条文解析　本条文主要介绍了疫病准确定性及选择初治手法的重要性。疫病之治，虽然难以特异性根除戾气，但可以通过"调态"来改变其"土壤环境"。故遇大疫，须体察天时地利，谨守临床，及时辨清疫病之寒热燥湿属性。《伤寒论》为寒疫而设，《温疫论》因温疫而成，然伤寒传至阳明则与温病气分之治无二；温疫夹湿，则为湿瘟；寒疫夹湿，则为寒湿疫；迨寒湿疫化热、化燥、伤阴之时，则与湿瘟之治无二。因此大疫之治，全在明确初治手法！

寒热是决定疫病初治手法的关键。寒疫、寒湿疫之分，其要在寒；温疫、湿瘟之别，其要在温。若不明辨寒热，只言除湿，则治疗上就处于被动，因为湿邪为患，夹寒则寒湿凝滞，寒气不散则湿邪难除；夹热则湿热弥漫，邪热不清则湿热熏蒸。因此疫病之治，重在寒热，寒热解散，湿邪难存，治疗则事半功倍。有医家言既为疫病，则无须再定寒热湿燥，随证施治，辨证即可。甚者言湿可与热合而为湿热，可与寒结而为寒湿，看似圆滑，实则胸无定见，似是而非。大疫当前，染者数众，演变迅疾，个体施治，力不从心矣！发病之初，即予广施普济之通治方（圣散子方、普济消毒饮、达原饮、清瘟败毒饮等），历代皆为首善之选。所谓大疫出良医，非通治奇治不能；大疫出良方，非专法专药不成。然通治方之制，定须明晓病性、病位及病机演变。若不明辨疫之属性，病症混淆，何来通治之方？若不详察而滥用前人方药，则有妄治之虞，甚或草菅人命。

18　寒疫、寒湿疫以伤阳为主线；温疫、湿瘟以伤阴为主线。

条文解析　确定疾病的发病主线，是决定正确治疗方向的基础。寒疫以寒毒戾气为因，寒湿疫以寒湿戾气为因，二者皆为寒类疫病，致病戾气皆属阴邪，阴盛阳衰，故寒疫、寒湿疫以戕伐阳气为发病主线。寒邪致病，阳气受害，气阳一体，浅则伤气，深则伤阳，甚则凝血，故治疗时需以顾护阳气为要。温疫以温热戾气为因，湿瘟（湿热疫）以湿热戾气为因，二者皆为热类疫病，致病戾气皆属阳邪，阳盛阴衰，故温疫、湿瘟以耗伤阴津为发病主线。温邪致病，津液受害，津液一体，浅则伤津，深则耗液，甚则入营、动血、生风，故治疗时需以顾护阴津为要。

19 疫病初起，先定病性。患病众多，早期通治，全面覆盖，关口前移。疫病全程，分期论治，核心病机，拟定方药。危重疑难，一人一方。

条文解析　本条文主要介绍疫病防治的系统策略。在发病初期，依据疫病的病性、证候特征、核心病机等要素，确立早期"通治方"，广泛使用，是防治疫情最重要的措施之一。在武汉抗疫期间，笔者基于"寒湿疫"理论，拟定了早期通治方——散寒化湿方（寒湿疫方，武汉抗疫一号方）。在"武昌模式"的推动下（图 1-1），该方在武汉的多个社区大面积使用，取得了杰出的防疫效果。据武昌区卫生健康委员会资料显示，2020 年 1 月 28 日，武昌区隔离点疑似病例确诊比例高达 90%以上；2 月 2 日实行隔离点中医药干预后，确诊率出现断崖式下降，2 月 6 日下降到 30%左右，3 月 5 日下降到 3%左右，并持续维持在低位水平。

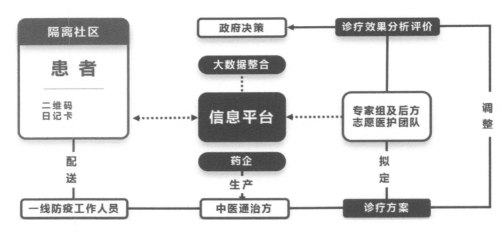

图 1-1　"武昌模式"图示

在早期通治的基础上，进一步结合疫病的整体发病规律，对其进行分期-分证，以制订更加翔实的诊疗方案。简而言之，疫病可分四期，即早期、中期、后期、恢复期。疫病早期，邪气潜伏，患者外无症状，或症状较轻；疫病中期，正邪交争，随戾气之强弱盛衰、体质之虚实寒热、气候之寒热燥湿，机体或从寒化，或从热化，进而诸症外显。疫病后期，随着机体正气之强弱，戾气或进或退，正气弱者，邪气深入，或入脏腑，或入营血，或入络脉，整体邪盛正衰，病情危重；疫病恢复期，正气渐复，邪气渐退，或残留余邪，或耗伤阳气，或亏损阴血，整体正复邪退，机体渐趋康复。对于疫病早期患者，或无症可循、无证可辨，或证候相对固定，故可用"通治方"群防防治。但中期、后期、恢复期的疫病患者，其证候复杂，故需辨证施治，开展聚类群治，或个体化施治，尤其对于中后期的重症、危症患者，更需中西医结合，个体化治疗。

20 外感辨证，方法多种。伤寒六经、卫气营血、三焦辨证、湿瘟九传等。凡适合者，选而用之。倘若新发疫病，与古不符，不必牵强，可据病而辨，找寻规律，创辨体系。

条文解析　古代疫病频发，医道先贤们面对每一次疫病，都能从实际情况出发，四诊合参，细察阴阳变化之机，总结发病规律，从而积累了丰富的抗疫经验和理论。如张仲景遇伤寒创六经辨证，叶天士遇温病建卫气营血，吴鞠通承温病立三焦分治，吴又可遇温疫举膜原九传，无一不是对传统理论的重大突破。这些理论往往源于前人之经验，但是不完全套用，而是灵活施治，推陈出新，才能在一次次战疫中取胜。因此，我们在面对新发疫病时，倘若已有辨治理论适合，皆可为我所用，倘若实际病证与古不符，必不可套搬理论，削足适履，应以疗效为先，救人为本，灵活应用，贴合实际，勇于创新，创建符合新发疫病的辨治体系。尊古而不泥古，方为上策。

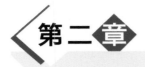

寒湿疫总论

21 寒湿疫者，感染嗜寒湿之戾气为因。

条文解析 本条文介绍了寒湿疫的病因。如前文所述，戾气有戾嗜，或偏嗜于寒热燥湿之性，或偏嗜于脏腑经络之位，寒湿疫即是感染嗜寒湿之戾气而发的一类疫病。嗜寒湿之戾气，每于寒湿之环境下易于生存及活化，而寒湿之体质易被其感染，且染病后多向寒化发展。现代研究表明，新冠病毒的最佳生存温度为9℃左右，具有大规模新冠感染社区传播的地区也大致分布在全年平均气温为5～11℃的北纬30°至北纬50°沿线，而且新冠发病虽无春夏秋冬之限，但有高峰寒热之差，冬季往往是高流行期，这些证据进一步证实了新冠病毒对寒湿环境的偏嗜。此外，新冠病毒嗜"寒"之属性，决定了它亦将亲嗜人体属"寒"之脏腑。人之最寒，太阴是也，包括足太阴脾和手太阴肺，这亦与新冠病毒易侵犯呼吸系统的结论不谋而合。

关于寒湿疫的记载，古籍中虽未明言"寒湿疫"之名，但不乏有关寒湿疫的论述和记载，如《医学六要》中言道："天久淫雨，湿令流行，民多寒疫。"《重订通俗伤寒论》中言道："寒疫多发于四五六七四个月。若天时晴少雨多，湿令大行，每多伤寒兼湿之证。"此处之"寒疫"及"伤寒兼湿之证"显然即为寒湿疫。另外，神术散、十神散、圣散子方、不换金正气散等古代经典抗疫名方，整方辛温芳香，功在散寒化湿、辟秽化浊，明显是为寒湿疫之治而拟定。

22 寒湿疫发病，恶寒发热，周身酸痛，乏力，咽干、痒、痛，咳嗽少痰，纳呆呕恶，便黏或泻。舌体淡胖有齿痕，暗淡或暗红，舌苔白厚腐腻或罩黄。脉滑或濡。

条文解析 本条文介绍了寒湿疫的初起症状。通过对新冠感染患者深入的临床观察，发现寒湿疫之初起多为寒湿束表、郁肺、碍脾的临床表现。因此，寒湿疫发病后的临床表现主要有三大方向：一是恶寒发热、周身酸痛等寒湿束表征象；二是咽干、咽痒、咽痛、咳嗽少痰等寒湿郁肺征象；三是乏力、纳呆、呕恶、便黏或腹泻等寒湿碍脾征象。舌苔白厚腐腻或罩黄、脉滑或濡是寒湿疫的代表性舌象、脉象，也是寒湿疫定性的重要抓手之一。

23 嗜寒湿之戾气，重浊黏腻，由口鼻而入，直驱膜原。膜原者，人体之膜系也，为戾伏之所，亦为三焦之通道，分消走泄之户枢。

条文解析　嗜寒湿之戾气，其以寒毒、湿毒相兼为患。寒为阴邪，最伤阳气。湿邪重浊，胶着黏腻；二者相伍，由口鼻而入侵机体，伏于膜原，蓄势而发。"膜原"是中医特有的概念，最早出自《黄帝内经》，如《素问·举痛论》中言："寒气客于肠胃之间，膜原之下。"吴又可的《温疫论》对《内经》中膜原的概念与范畴进行了延伸与创新，将其引入疫病体系，认为膜原是温疫发病的重要病位。自《温疫论》之后，医家对膜原理论多有发挥，如薛生白在《湿热病篇》中云："膜原者，外近肌肉，内近胃腑，即三焦之门户。"虽然历代医家对膜原至今也没有统一的认识，但膜原位居半表半里的属性、与三焦紧密相关的属性、戾气易感易伏的属性，已成中医界的共识。膜原与三焦气机的输布运行密切相关，其既是外邪入侵机体内部的必由途径，亦是邪气潜伏体内的重要场所，更是邪气排出体外的必经通道。故在疫病范畴中，膜原被认为是戾气的潜伏之所和发病之所，是三焦通达表里的门户，亦是实施分消走泄治法的落脚点。

24 寒湿戾气，伏于膜原，至虚之处，乃戾发之所。戾气出表走里，发于某经，便为某经之证。

条文解析　膜原广布周身，乃人体之网膜，三焦之通道。戾气由口鼻而入侵机体，留伏膜原，与正气相争而出入，故疫病多具有潜伏期。正邪相争，戾气从膜原而发，或向表传变，或向里传变，或表里同传，进而出现但表不里、但里不表、表重于里、里重于表等九种发病情况（吴又可膜原九传）。机体何处虚弱亏损或有伏邪，戾气便会向此处倾向性传变。如素有表寒，戾气便会倾向太阳经体表传变而发为寒湿束表证；素有肺卫伏热，戾气便会倾向肺卫之分传变而发为寒湿郁热证；素体脾胃虚寒，戾气便会倾向足太阴传变，发为寒湿碍脾证；素体阳明腑实，戾气便会倾向阳明传变而发为湿热内蕴证等，正所谓"发于某经，便为某经之证"。

25 寒湿戾气，初入膜原，正气强盛，邪气尚微，外无显症，无症状感染者是也。

条文解析 寒湿戾气初入膜原，正气强盛，邪气尚微，邪难胜正，则潜伏膜原而不传变。此时阴阳尚调，气血仍和，故部分患者可无外显之症状，即为无症状感染者。但无症状外显并非无证可辨，注重舌脉，综合研判，可知疫病之性，如见舌质暗淡，舌苔厚腻，脉濡滑等，即为寒湿征象。

26 寒湿戾气，伏于膜原，邪气渐盛，正邪相激，或出三阳肺卫之表，或入肺脾太阴之里，或"表里分传"。

条文解析 寒湿戾气伏于膜原，滋长蔓延，邪气渐盛，则正邪相激，内外传变。究其传变路径，寒湿戾气以膜原为基，因机体正气之强弱，循弱而攻。外传出表者，则走太阳、少阳、阳明、肺卫之部；内传入里者，则走太阴肺、脾二脏；若表里正气皆虚，亦可出现《温疫论》所言之"表里分传"的情况，即出表和入里同时发生。

27 寒湿戾气，若逢体质强健者，多外传出表，发为轻症。

条文解析 如上条所言，寒湿戾气渐盛，可基于膜原而表里传变。若平素体质强健，正气强盛，则可逐邪出表，发为三阳表证或肺系卫分证，一般病情较轻，容易康复。

28 寒湿戾气，外传出表，或发于皮肤黏膜之表，或发于呼吸道黏膜之表，或发于消化道黏膜之表，浮越某经，即现某经之证。

条文解析 寒湿戾气由口鼻而入，由于湿毒的重浊黏腻之性，其可直驱下行而伏于肺底横膈之膜原。如上条所言，对于素体强健者，戾气可基于膜原而外传出表。笔者通过对大量新冠感染患者的临床观察发现，其外传之径不外乎三个方面，即皮肤黏膜之表，呼吸道黏膜之表，胃肠黏膜之表。戾气由膜原传于某经某部，扰动气血，便可发为某经某部之证，此时皆可从外而解。

出皮肤黏膜之表者，其症类似于风寒感冒，表现为恶寒，或发热，或无热，无汗，周身酸痛，骨节疼痛，头身困重，倦怠乏力等症，治以麻桂类方、神术散、荆防败毒散等。出呼吸道黏膜之表，其症类似于风热感冒，表现为发热，或寒热往来，或身热不扬，口苦、咽干、咽痒、咽痛、咳嗽、口渴等症，治以桑菊饮、银翘散、柴胡类方等。出胃肠黏膜之表，其症类似于胃肠型感冒，表现为恶寒，发热或无热，前额头痛，眉棱骨痛，鼻干，口渴，多兼胃肠不适、恶心呕吐等症，治以芎芷石膏汤、藿香正气散、三仁汤等。

29 寒湿戾气，若逢体质羸弱者，多内传入里，发于太阴，阻滞"四焦"，易转重危。

条文解析　此条与所举第 27 条相对应。对于素体气血不足、脾胃虚弱之人，感受寒湿戾气，正气本弱，更受戕伤，抗邪无力，戾气深入，内传脏腑。寒湿戾气以伤阳为主线，笔者通过对大量新冠病毒感染患者的观察发现，寒湿戾气入里后主要损伤太阴的功能，包括手太阴肺和足太阴脾。肺主气、司呼吸、主宣发肃降、通调水道，脾主运化水谷、输布精微、统摄血液。寒湿戾气损伤太阴，郁肺困脾，导致肺失宣降、脾失健运，进而表现出诸多肺脾相关的证候表现，如咳嗽、气喘、咳痰、纳差、腹泻等症。肺脾受损，痰瘀继生，上下弥漫，阻滞"四焦"。"四焦八系"是笔者提出的一个新概念，即在传统三焦理论的基础上，结合现代医学对人体功能和解剖结构的认识，将人体划分为四大功能区域，包括顶焦神系、髓系，上焦心系、肺系，中焦肝系、胃系，下焦溲系、衍系。另外，戾气内传者，多为正虚邪盛之势，故一般病情进展迅速，易转危重。

30 正邪交争，寒湿戾气衰，可暂伏不出。待其再盛，可"表而再表，里而再里，表里分传再分传"，重现先前之症。

条文解析　此条文重在介绍戾邪复燃、病情反复发作的情况。"表而再表，里而再里，表里分传再分传"是吴又可在《温疫论》中提出的疫病"膜原九传"中的三种传变方式，旨在强调疫病的反复发作。寒湿戾气伏于膜原，正邪相争，邪气出表可见表证，邪气入里可见里证，邪气表里分传可致里外同病。机体感染寒湿戾气，正邪交争，若正盛邪弱，戾气可衰而潜伏，但待戾气再盛，可重现先前之证。如先前以表证起病，经治疗后表证暂解，若戾气未清，其可伺机而动，再次出表，此为"表而再表"。若先前以里证起病，经治疗后里证暂解，若戾气未清，可再见里证，此为"里而再里"。"表里分传再分传"同理，疫病先以表里同病的方式初起，偃旗息鼓一段时间后又以表里同病而发，重现先前之症。例如，有些患者在感染疫毒后，先有恶寒发热等表证，热退后又反复出现发热、恶寒之表证；或先出现胸闷、气促等里证，病缓后又有口渴、便秘等里证。这就是"表而再表，里而再里，表里分传再分传"的典型例子。

31 寒湿戾气，嗜好寒湿之环境。故体质寒湿者，染疫之后，易转重症，缠绵难愈。

条文解析 寒湿戾气，喜嗜寒湿之内外环境。此类环境既有利于嗜寒湿类病原微生物的生存活化，亦有利于他们的繁衍复制，故素体寒湿之人，容易感受寒湿戾气。另外，寒湿之体，素体阳虚，内湿本盛，感染寒湿戾气，两寒相加，阳气难支，阳衰病进，易转重症，或缠绵难除，久病不愈，出现"长阳"，甚至"长新冠"的情况。

32 感冒者，恶寒、发热、头痛、身痛、鼻塞、咳嗽、咳痰、咽痛等症多并见，六淫为主导，可一汗而解，霍然痊愈。寒湿疫初病者，状若感冒而颇重，诸症多次第出现，戾气为主导，汗法可暂解表证，但易复发而继传；重症者，无热或低热，或热退五六日后，戾传入里，而见咳痰、喘憋、心悸等症。此寒湿疫之特征也，需先机而治，截断病势。

条文解析 本条文主要介绍了寒湿疫与感冒在发病特征上的区别。感冒为病，多为六淫外束肌表、郁遏肺卫所致，常表现出恶寒、发热、头痛、身痛、鼻塞、咳嗽、咳痰、咽痛等症状，这些症状几乎同时出现，用解表之法发汗祛邪，可以速愈。而寒湿疫作为一类疫病，其不同于外感六淫所致之时病，初病之时，虽亦有类似"感冒"的症状，但其发热、身痛、咽痛、咳嗽、乏力等症状是寒湿戾气由膜原向表里传变的结果，但正气抗邪有强弱，故邪发之处有先后，诸症常次第出现，波及某经方有某经之症。寒湿疫重症患者，由于素体阳虚，再遇寒毒，阳气虚衰，抗邪无力，故无热或低热，或热退五六日后，戾传入里，毒入太阴，而见咳痰、喘憋、极度疲乏等症。寒湿疫的发病特征不同于单纯六淫所致的普通外感病，治疗上要掌握先机，及早散寒化湿、开达膜原，针对寒湿戾气出表入里的路径，立足膜原，早期用药，分消走泄，清除疫毒，使得戾气不传，截断病情发展。

33 寒疫，汗透而脉静身凉。寒湿疫，汗出热退，寒祛大半，然湿邪未除，故咽痛、咳嗽等症次第出现。此所谓千寒易祛，一湿难除。

条文解析 寒毒戾气所致之寒疫，寒毒束表，发热无汗，用辛温解表之法，发汗散寒，可汗出邪去，脉静身凉而愈。寒湿疫，寒毒湿毒共同为患，若仅用辛温解表之法，寒邪虽可祛除大半，但湿邪仍存，故仅能部分取效。留伏膜原之湿毒，仍可循经外传，故汗后依然可以次第出现咽痛、咳嗽等症。故寒湿之治，还需寒湿并重，方能根除。

34 寒湿疫之治，要在开达膜原、燮理太阴、疏利三焦。

条文解析 如上条所言，寒湿戾气由口鼻而内伏膜原，待邪气渐盛，正邪相激，戾气可基于膜原而表里传变，故寒湿疫之治，以开达膜原为基础。戾气出表者，在开达膜原的基础上，配合诸经解散之法；入里者，则需在开达膜原的基础上固护肺脾、燮理太阴。另外，发于手太阴肺者，关乎上焦，阻碍气道、血道，继而生湿、生热、生痰、生瘀；发于足太阴脾者，关乎中焦谷道、下焦水道，继而生湿、生浊、生饮、生痰，或化热而成阳明腑实证。故寒湿戾气入里，亦需疏利三焦、流通气血水谷。

35 寒湿疫之治，初治忌用寒凉。

条文解析 寒湿疫性属寒湿，以伤阳为主线，故寒湿疫之治，要在开达膜原、散寒化湿。发病初期，即便见咽痛等"热"症，亦需慎思慎辨，明晰热从何来，而非径直使用清热解毒类药物。据笔者对新冠患者的临床观察和切身诊治发现，寒湿疫初病之热象，多为寒湿郁热的结果。对于此，若单纯使用清热解毒药物，则咽痛等"热"症虽可暂时缓解，但膜原之邪会因寒凉药物而"冰伏"，导致疾病缠绵难愈，甚至有引邪深入的风险。

36 寒湿疫之治，辛温发汗以祛寒，分消走泄以祛湿。

条文解析 如上条所言，开达膜原、散寒化湿是寒湿疫的核心治则。散寒者，应予辛温发汗（应用麻黄、羌活、生姜等）之法；祛湿者，应予分消走泄之法。所谓分消走泄，即根据湿邪所在的部位，施以不同的治湿之法，如上焦和皮肤之湿宜轻宣发散，中焦之湿宜健脾燥湿、芳香化湿，下焦之湿宜淡渗利湿。

37 寒湿疫初治，以散寒为主，辅以化湿，寒不散则湿不化也。

条文解析 如上条所言，开达膜原是寒湿疫的基础治法，散寒化湿则是基本治则。但在"散寒"和"化湿"当中，"散寒"显得更加重要和必要。因为寒邪不去则湿邪不易化，湿为阴邪，非温不化。

38 寒湿疫之治，以开达膜原为基，小达原饮主之。

小达原饮

槟榔 9 g、厚朴 9 g、草果 9 g、生姜 15 g

每日 1 剂，早、晚分服。

条文解析 膜原是寒湿戾气在机体内的潜伏之地，亦是戾气与正气的交争之地。寒湿戾气的内外传变，亦以膜原为基展开。故笔者在文中反复强调，寒湿疫之治，要以开达膜原为基础。对此，笔者结合达原饮拟定了针对寒湿疫的基础方——小达原饮。

方解 小达原饮是笔者对达原饮的简化方，具有开达膜原、散寒化湿、辟秽化浊的功效，是笔者治疗寒湿疫的基础方。达原饮出自《温疫论》，是明代吴又可创制的抗疫名方。《温疫论》中言道："槟榔能消能磨，除伏邪，为疏利之药，又除岭南瘴气；浓朴破戾气所结；草果辛烈气雄，除伏邪盘踞。三味协力，直达其巢穴，使邪气溃败，速离膜原，是以为达原也。"因此，厚朴、槟榔、草果是达原饮的核心药物，是发挥开达膜原作用的主力军团。达原饮原方为湿瘟而设，故加黄芩、知母、生甘草之属以清解；小达原饮为寒湿疫而设，故加生姜以温化。

39 寒湿戾气，初入膜原，戾气尚薄，单纯发表，症亦暂缓。若小达原饮合发表之药，三两剂即解，不生他变。及至戾伏膜原，胶着难去，则非开达膜原，不足以撼动矣。

条文解析 寒湿戾气从口鼻而入，初入膜原之时，戾邪尚弱。此时若能抓住时机，予小达原饮合用麻黄、桂枝、羌活、荆芥、白芷等解表药物及时祛除寒湿戾邪，一般 2～3 剂药就可治愈。若单纯使用解表药物，亦能缓解病症，但恐余邪不尽，死灰复燃。倘若寒湿戾气深入，伏于膜原，则必须使用开达膜原之法，非此法不足以撼动戾邪也。

40　寒湿戾气入里，或祛邪于太阴，或逐邪于阳明。

条文解析　寒湿戾气由膜原入里传变，受邪之最者，太阴也。发于手太阴肺者，关乎上焦，阻碍气道、水道、血道，气道不通则生热，水道不通则生湿，血道不通则生瘀，热、湿、瘀互结，酿生痰湿、瘀热，合而为患，痹阻肺脏；发于足太阴脾者，关乎中焦谷道、下焦水道，除生痰饮水湿之外，素体胃肠偏实者也会出现阳明腑实的情况。故寒湿戾气入里，或开肺启闭、化痰祛瘀、健脾祛湿以治太阴，或宣肺通腑以治阳明。

41　寒湿疫之治，除邪务尽。若寒湿久留，迁延日久，则成"长新冠"，最终转为"脏腑风湿"。

条文解析　在治疗寒湿疫的过程中，应尽可能彻底祛除寒湿戾气，避免戾气残留膜原，导致病情反复发作。过用寒凉、不恰当使用抗生素等均是造成寒湿戾气"冰伏"膜原的原因。此时，虽核酸或抗原检测转阴，但阳康后（新冠感染恢复期）仍出现反复发热、乏力、咳嗽、胸闷、失眠、脑雾等全身多系统症状，世界卫生组织将其称为"长新冠"。根据世界卫生组织的定义，"长新冠"指感染新冠病毒 3 个月后还有症状，并且至少持续 2 个月，且不能用其他疾病来解释的一些症状。"长新冠"继续演变，邪气与痰瘀搏结，深盘脏腑，则会发为"脏腑风湿病"。"脏腑风湿病"是笔者在《黄帝内经》"伏邪"和"痹病"理论的基础上所提出的一个新学说，指人体感受风寒湿邪，或通过五体而内传脏腑，或通过官窍而直中脏腑，使得风寒湿邪留而不去，伏于脏腑而成的痼疾。每于复感，伏邪引动，造成疾病的加重或反复。故寒湿疫之"长新冠"恰是一类"脏腑风湿病"。

42　年老体弱或素体气虚络瘀者，感受寒湿戾气，易入心系，宜提早活血化瘀以护心脉。

条文解析　对于年高之人，或平素体弱之人，或平素气虚络瘀之人，在感受寒湿戾气后，正气抗邪之力弱，戾邪易入心系。因此，对于此类人群，应在寒湿疫常规治法的基础上，尽早加入活血化瘀类药物，如桃仁、赤芍、川芎、地龙、降香等，以固护心脉，起到"截断扭转"的作用，防止染疫后心脉瘀阻，变生危证。

43　儿童纯阳之体，或阳热体质者，感染寒湿戾气，化热较快，宜在散寒化湿基础上，酌加清热解毒之品，发于机先。

条文解析　《颅囟经》曰："凡三岁以下呼为纯阳。"小儿乃纯阳之体，阳有余而阴不足。若逢寒湿戾气侵袭，机体阳气奋起抗邪，故容易化热化燥，出现阳证、热证、实证，如叶天士在《幼科要略》中所言："襁褓小儿，体属纯阳，所患热病最多。"另外，平素体质偏阳热者，在感受寒湿戾气后，也易从阳化热。因此，对此类人群的治疗，应在寒湿疫常规治法的基础上，加入清热解毒类药物，料敌机先，防患于未然。

44　寒湿疫，或见伤阴较重者，甚至肝肾之阴大伤者。究其所得，较少为高热伤津所致，多因老年肝肾本亏，或糖尿病日久等原本阴液亏损之人。滋阴之法，甘寒以养肺胃之阴，北沙参、杭麦冬、铁皮石斛、天花粉之属；咸寒以滋肝肾之阴，龟甲、醋鳖甲、生牡蛎、生地黄、玄参之属。

条文解析　寒湿疫虽以伤阳为主线，但部分患者亦可出现阴伤较重，甚至肝肾之阴大伤的情况。究因溯源，此类阴伤多源于内伤之因，如高龄患者肝肾之阴本已不足，或糖尿病等慢病日久导致阴液损伤较重等，很少是因为疫病过程中的高热所导致的津液耗损。治疗此类患者，应在寒湿疫常规治法的基础上，减少温燥类药物的使用，同时配合使用滋阴之品。养肺胃之阴可予甘寒之品，如北沙参、杭麦冬、铁皮石斛、天花粉等药；滋肝肾之阴可予咸寒之品，如龟甲、醋鳖甲、生牡蛎、生地黄等药。

45　寒湿戾气，外应季节变化，内合体质从化。故寒湿疫外显之症，未必尽同。需审因察态，层层剥茧，以识其病源，辨其轻重。

条文解析　机体在感受寒湿戾气后，其疾病传变与临床表现受内因、外因等多种因素影响，外可与季节变化相应，内可与体质差异相合。一般而言，"寒湿伤阳"虽是寒湿疫病情发展的主线，但由于患者体质、用药、地域、气候等因素的差异，可使寒湿疫在进展的过程中有诸多变证、兼证。故寒湿疫患者表现出的症状并不趋同，尤其在戾气毒力偏弱的情况下。因此，对于症状繁杂的寒湿疫，需审其因，察其态，层层探寻，抽丝剥茧，以辨明病之根源，厘清病之轻重。

46　感染寒湿戾气，舌苔腐腻罩黄者，最易错辨为温病。寒湿疫之黄苔，非温邪直袭所致，而为寒湿久郁所得。相较于温病黄苔，其鉴别要点有二：一者舌苔黄而不老，所谓"罩黄"是也；二者舌苔虽黄而舌体仍淡。治之者，仍宜散寒化湿，不为罩黄所惑。若伴口干、口苦等症，确有化热之征者，可少佐清热利湿之品。

条文解析　本条文介绍了寒湿疫与温病的鉴别。感染寒湿戾气后，部分患者出现舌苔腐腻，表面似有浮黄，而呈现出"假热"征象，最易被错辨为温病。寒湿疫患者所出现的黄苔，并非受温热之邪外袭所致，而是寒湿久郁，郁而化热的结果。感受温热之邪所致的黄苔与此种黄苔有两个鉴别要点：一是寒湿久郁所致的黄苔，苔虽黄，但非苔色深浓、枯实、质暗之老苔，即浮于表面，仅如黄衣外罩，而非苔色实黄。二是苔虽黄，但并无热病之红舌征象，舌色仍淡。此时治疗，仍以散寒化湿为主线，而不应被舌苔假黄所迷惑。如果患者切实伴有口干、口苦等症状，提示确有化热趋势，可少佐以车前子、川木通、茵陈、黄芩、黄柏、防己等清热利湿之药，防其化热传变。

47　感冒者，触冒风寒而病者也。无论风寒、风热、胃肠感冒，其因相同，其证有异尔。皮肤黏膜感受者，风寒之证多；呼吸黏膜感受者，风热之证多；胃肠黏膜感受者，寒湿、湿热之证多。同一感冒，分证而已。奈何今人，有把风热作病因者，实为误识、误传、误导。此次新冠，受误导者不少。一见咽干、咽痛、咽痒、咳嗽，即断为风热，或用辛凉解表，或用清热解毒。殊不知新冠乃疫病，非四时之时病，更不知呼吸道受风寒，其症状本就是咳嗽、咽痛，岂有触冒风热而感冒之理？

条文解析　本条文介绍了感冒的病因，指出以风热感冒论治新冠实为误识、误传、误导。新冠3年，中医立论遣方者不可胜数，每多各逞己见，犹多似是而非之处。寒热不分，阴阳不辨，套搬温病理论，此其一；不论病之所起，以证概因，见热清热，见火泻火，此其二；概念不清，理法不明，治疗南辕北辙，以致变证丛生，此其三。更有甚者，以风热感冒治之，动辄辛凉解表，清热解毒，或可见一时之效，殊不知引狼入室，仍不知悔改，照常不误，终致坏证，实乃庸工误治而不自知。现代中医将风热之邪犯表、肺气失和所致之感冒称为风热感冒，在病因、病机、诊断和治疗不同层面做出了区分，使之与风寒感冒并列。这种将感冒区分为风寒感冒、风热感冒两大类的做法，被纳入各类中医药教材，几乎已成定论。然而感冒之义，原为触冒风寒而为病，无论风寒感冒、风热感冒还是胃肠感冒，其证虽异，其因一也。故只可论感冒之风热，不可言风热之感冒，前者为证，后者为因，此关系识病断证最为紧要之处，绝不可混淆模糊。

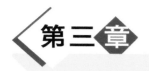

寒湿疫分期辨治

48 寒湿疫，传染极速，发病者众，需分期应对。高危人群，可予通治性预防方，减少发病。无症状者、轻型、中型，可予通治方散寒化湿颗粒，或选择适合中药，分经治之，以防重症。重危疑难，一人一方，随证调方，减少死亡。

条文解析 本条文介绍了寒湿疫分期辨治的基本原则。寒湿疫作为疫病的一类，具有广泛流行性和强传染性，一旦疫情暴发，民众皆相传染，一城一池，瞬间成片。因此，对于大面积暴发的新发突发传染病，需根据病情轻重、病程进展等要素分类、分期、分证应对。对于高危人群，可根据疫病属性、气候、环境、饮食习惯等特点制订适宜的通治性预防方，增强人群抵抗力，降低高危人群发病率。对于已经染疫的无症状感染者，以及轻型、中型患病人群，可给予散寒化湿颗粒等通治性治疗处方，或其他辨证合适的有效方药，分经治疗，祛除表里邪气，阻止疫病进一步转重。对于重型、危重型以及疑难患者，则需发挥中医个体化诊疗的优势，对患者一对一进行辨证施治、随证调方，减少死亡率，提高生存率。

49 寒湿疫，病分四期，郁、闭、脱、虚，郁轻闭重，脱危虚复。

条文解析 本条文介绍了寒湿疫不同发展阶段的核心病机。通过湖北、吉林、河南、香港、新疆等地的新冠抗疫经历，笔者基于新冠患者的临床表现、证候特征，以及传变规律，将寒湿疫的自然病程从中医学角度分为"郁-闭-脱-虚"四期。寒湿疫"郁"阶段，或有表证，或无表证，戾气或未入肺脏，或初入肺脏，整体症状偏轻，主要见于无症状感染者，以及轻型、中型患者；寒湿疫"闭"阶段，戾气深陷入肺，或阻肺气，或闭肺气，整体症状偏重，主要见于有高危因素的中型患者和重型患者；寒湿疫"脱"阶段，戾气内闭肺络，元气将脱而厥，患者内闭外脱，喘脱发生，症状危重，主要见于危重型患者；寒湿疫"虚"阶段，疾病进入恢复期，正虚邪恋、肺脾气虚，主要见于康复期患者。

第一节　郁

50 郁者，戾伏膜原，卫气怫郁也。

条文解析　郁阶段为寒湿疫早期，多见于临床的无症状感染者，以及轻型和中型患者。膜原者，居于表里之间，为三焦之门户、卫气出入之枢机。寒湿戾气由口鼻而入，伏于膜原，则三焦不畅，卫气受郁，表里不通。此期临床表现，大致有四类：一者，邪气尚微，正邪不争，外无症状。二者，正盛邪负，戾气由膜原出三阳、肺卫之表。三者，若正负邪盛，戾气由膜原内入太阴之里。四者，正邪交争，戾气由膜原"表里分传"。以上总总，戾气或伏膜原，或外出走表，或内传入里，然正邪相当，气机尚未闭阻，究其病机，皆以邪郁卫气为要。

51 初犯膜原，戾气尚弱，外无症状，但有证可循，此类患者舌多胖大有齿痕或舌暗淡，舌苔白腻或白厚腐腻或淡黄腐腻。小达原饮主之。

小达原饮　同前

条文解析　戾气初伏膜原，邪气尚微，正邪尚未交争，部分患者可无外在之症状、体征，但通过查其舌象，仍有"证"可循，如舌体胖大，舌边有齿痕，舌色偏暗淡，舌苔或白腻，或白厚腐腻，或淡黄腐腻等寒湿征象。《温疫论·辨明伤寒时疫》云："时疫之邪，始则匿于膜原……然不溃则不能传，不传邪不能出，邪不出而疾不瘳。"故膜原之寒湿戾气，非表非里，既不可用汗法发散，亦不可用下法清解，而需开达膜原、祛邪外出，治以小达原饮。

方解　同前。小达原饮功在开达膜原、散寒化湿，是治疗寒湿疫无症状感染者的主方，亦是治疗寒湿疫"郁"阶段的底方。

案例

湖北鄂州余汉先老中医讲述其2020年2月在武汉新冠疫情期间诊治的一例新冠无症状"轮阳"患者。患者，男，45岁。感染新冠病毒后在方舱医院治愈出院，回家后没有继续服用中药。20天后复查核酸为阳性，复阳后再次住院治疗，转阴出院后再次复阳，共计6次反复住院。5月中旬就诊于余汉先老中医处，予达原饮原方治疗，先后共服用10剂。随访3次，患者未再复阳。

52　戾伏膜原，戾气渐盛，正邪相激，可出表，可入里，可表里分传。

条文解析　寒湿戾气伏于膜原，若误治、失治，邪气渐盛，此时寒湿戾气不再潜伏，如若导火索被引燃，正邪相激，自身正气奋起与之相争。据戾气之盛衰，正气之强弱，戾气可从膜原出三阳、肺卫之表，可入肺脾太阴之里，亦可表里同传，发于某经便为某经之证，寒湿疫之发病自此而始。

53　戾邪出表，外见表证，可因势利导，引戾外出，治以汗法。

条文解析　寒湿戾气伏于膜原，或因正邪交争，或因药物（小达原饮等）辅助，戾邪可从膜原外传出表，外现表证，如发热恶寒、头痛、身痛、骨节疼痛、咽痛等症。戾伏膜原是寒湿疫的核心病机，故开达膜原、散寒化湿是寒湿疫的核心治法。但对于寒湿戾气外传出表的情况，亦需因势利导，用辛温药物透邪外出（咽痛甚者亦可用辛凉药物）。因此，伤寒表证，可一汗而解，邪随汗去。寒湿疫之表证，亦可发汗，因势利导。如《素问·阴阳应象大论》所言："其有邪者，渍形以为汗；其在皮者，汗而发之。"《素问·热论》所言："三阳经络皆受其病，而未入于脏者，故可汗而已。"居家者可多法并用，促进发汗，如服葱姜水、频服温粥、泡脚等。但需要注意的是，寒湿疫之表证，虽可发汗，但不可执于汗法，仍需同步关注膜原之戾气。

54　戾气出表，但见表证，而无表邪。汗法虽可解表证，但膜原之戾气尚未根除，戾气复盛，可"表而再表"，再现表证。

条文解析　寒湿戾气由膜原外出走表，可见表证，然此处之表证实乃内邪郁阻经表气机所致，非外邪束表所致。正所谓"虽有表证，实无表邪"。故对于寒湿疫表证，虽可"一汗而解"，然盘伏膜原之戾气尚未根除，待其邪气再盛，可"表而再表"，表现为表证缠绵，反复发热。正如《温疫论》所言："表而再表者，所发未尽，膜原尚有隐伏之邪。"因此，寒湿疫表证之治，需在辛温解表的同时配合开达膜原、散寒化湿之法，以小达原饮为基础方，配合使用解表之剂型。

55　戾邪出表，走太阳经者，见恶寒、发热、头痛、身痛、腰痛、骨节疼痛等症，宜小达原饮合麻黄加术汤，或合荆防败毒散，或合《局方》神术散，随症治之。

　　小达原饮合麻黄加术汤方

　　槟榔9g、厚朴9g、草果9g、麻黄6～9g、桂枝6～9g、杏仁6～15g、生白术15～30g、生姜9～15g

　　每日1剂，早、晚分服。

　　小达原饮合荆防败毒散方

　　槟榔9g、厚朴9g、草果9g、荆芥9～15g、防风9～15g、柴胡9～30g、前胡9～15g、羌活9～15g、独活9～15g、枳壳9～15g、桔梗6～15g、茯苓15～30g、川芎9～15g、生姜9～15g

　　每日1剂，早、晚分服。

　　小达原饮合《局方》神术散方

　　槟榔9g、厚朴9g、草果9g、苍术9～30g、羌活9～15g、生姜9～15g

　　每日1剂，早、晚分服。

　　条文解析　寒湿疠气从膜原外出太阳经表，阻滞太阳经气，可发为寒湿束表证，症见恶寒、发热、头痛、身痛、腰痛、骨节疼痛等。寒湿疫的核心病机为寒湿疠气伏踞膜原，故以小达原饮为底方，据其兼证病机，选用麻黄加术汤、荆防败毒散、《局方》神术散等辛温解表方剂治之。

　　方解　麻黄加术汤出自《金匮要略》，其言道"湿家身疼烦，可与麻黄加术汤发其汗为宜"。因此，寒湿疠气外走太阳经表，症见身体烦疼，可予小达原饮合麻黄加术汤治之。麻黄汤是治疗风寒表实证的基础方，其中麻黄、桂枝发散风寒表邪，杏仁宣肺止咳，炙甘草调和诸药，兼能益气止咳。在此基础上加用生白术燥湿健脾，可在发散风寒的基础上，祛除内外之湿。

　　荆防败毒散出自明代张时彻所著之《摄生众妙方》，为人参败毒散的加减类方，由羌活、独活、柴胡、前胡、枳壳、茯苓、荆芥、防风、桔梗、川芎等药物组成，是治疗外感风寒的"辛平之剂"，适用于温疫初起，疫毒邪气在表，或尚未入里之时。方中荆芥、防风、羌活、独活、川芎祛风解表、除湿止痛；柴胡发散少阳，桔梗宣肺开咽，枳壳降气行痰，前胡疏风祛痰，茯苓健脾渗湿。诸药相合，可宣散上焦肺卫。现今临床常将其用于急性病毒性上呼吸道感染、登革热、甲型H1N1流行性感冒、水痘、流行性腮腺炎等传染病。新冠疫情以来，全国多省份（四川、云南、江苏、山东、新疆、广东、河南等）发布的新冠中医治疗方案中均纳入荆防败毒散及其中成药制剂荆防颗粒。

神术散出自《太平惠民和剂局方》，主治四时温疫，有解表和中、化浊辟秽之功。方中苍术芳香辟秽、散寒燥湿、发汗解表，羌活散寒祛湿、疏风通络，与小达原饮相配，可助机体祛除外出太阳经表之戾气。

> **案例**
>
> 杨某，男，60 岁。2022 年 12 月 18 日感染新冠病毒，症见发热恶寒，周身酸痛，鼻塞，流涕，咽部不适，舌苔白腻。予小达原饮加荆防败毒散治疗，处方：厚朴 18 g、槟榔 12 g、草果 9 g、荆芥 15 g、防风 15 g、羌活 15 g、独活 15 g、柴胡 30 g、葛根 30 g、前胡 15 g、桔梗 15 g、枳壳 12 g、连翘 15 g、板蓝根 15 g、黄芩 15 g、玄参 15 g。2 剂。服药后热退，诸症明显缓解。

56 戾出太阳，寒湿阻滞腰府，腰痛如折者，折腰散主之。

折腰散

羌活 30 g、独活 30 g、蔓荆子 15 g、藁本 15 g、防风 9 g、炒杜仲 30 g、川芎 15 g、生黄芪 24 g、炙甘草 9 g、干姜 15 g、云茯苓 30 g、生白术 30 g

每日 1 剂，早、晚分服。

条文解析 寒湿戾气外出太阳经表，阻滞腰府，临床可见腰痛如折、头身重痛、舌苔白腻、脉浮紧等症。此属寒湿腰痛，笔者基于羌活胜湿汤和肾着汤加减化裁，制定了折腰散来治疗该证，临床收效良好。

方解 羌活胜湿汤出自《脾胃论》，功在祛风胜湿，可使肌表之风湿随汗而解。《脾胃论》言："如肩背痛，不可回顾，此手太阳气郁而不行，以风药散之。如背痛项强，腰似折，项似拔，上冲头痛者，乃足太阳经之不行也，以羌活胜湿汤主之。"肾着汤，又名甘草干姜茯苓白术汤，出自《金匮要略》，功在温中除湿，可使腰府中之寒湿随小便而解。《金匮要略·五脏风寒积聚病脉证并治》言："腰以下冷痛，腹重如带五千钱，甘姜苓术汤主之。"两方合用，构成折腰散，既可解腰府内在之寒湿，亦可祛除太阳经表之风寒湿，恰合寒湿疫的病证特征。折腰散，方中羌活能祛上部风湿，独活善祛下部风湿，二者相合，能散周身风湿，舒利关节而通痹；防风、藁本、蔓荆子、川芎可祛风湿止痛；干姜温里散寒，生白术、云茯苓健脾利水，生黄芪益气行气，炒杜仲补肾强腰，炙甘草补气和中、调和诸药。

案例 1

　　宋某，女，52 岁。新冠感染一日后出现剧烈腰痛，伴有身体沉重、咳嗽、鼻塞、流涕等症。服羌活胜湿汤 3 剂后腰痛痊愈，抗原转阴。

案例 2

　　包某，中年男性。感染新冠后右侧肾区疼痛难忍，舌偏暗，苔略腻（图3-1）。予折腰散加减：桂枝 30 g、茯苓 15 g、清半夏 15 g、干姜 9 g、苍术15 g、羌活 15 g、独活 30 g、防风 15 g。2 剂。服药 1 剂后患者腰痛痊愈。

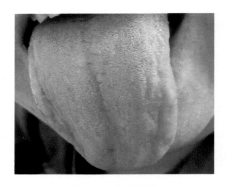

图 3-1　患者舌象

57　戾邪出表，走阳明经者，见前额头痛、眉棱骨痛、鼻干等症，宜小达原饮合芎芷石膏汤治之。

　　小达原饮合芎芷石膏汤方

　　槟榔 9 g、厚朴 9 g、草果 9 g、川芎 15 g、白芷 15 g、生石膏 30 g、藁本 9 g、羌活 9 g、菊花 9 g

　　每日 1 剂，早、晚分服。

　　条文解析　《灵枢·经水》有云："足阳明……脉大血多，气盛热壮。"阳明经多气多血，发病多以阳证为主。《灵枢·经脉》记载："胃足阳明之脉，起于鼻，交頞中，旁纳太阳之脉，下循鼻外……循发际，至额颅。"因此，寒湿戾气由膜原外出阳明经表，阻滞阳明经气，容易化热化火，发为寒湿郁热证，症见前额头痛、眉棱骨痛、鼻干等症。治疗时当需在小达原饮的基础上，加用芎芷石膏汤清散风热。

　　方解　芎芷石膏汤出自《医宗金鉴》，由川芎、白芷、生石膏、藁本、羌活、菊花组成，功在祛风清热，可用于治疗头痛眩晕、头痛而胀、头痛如裂等症。方中白芷、川芎解表散寒、通络止痛，生石膏、菊花清散阳明经表之热，羌活、藁本升阳散寒、行气化湿。全方外散内清，是治疗感冒风热证所致头痛的常用处方。

案例

　　郭某，感染新冠后出现头胀痛、眼眶痛，无发热、咽痛、肌肉酸痛，二便调，舌暗红，苔薄白。予小达原饮合芎芷石膏汤加减：白芷 45 g、川芎 20 g、生石膏 30 g、菊花 30 g、厚朴 20 g、槟榔 10 g、苏叶 10 g（后下）。服药 1 剂后头痛明显减轻，眉棱骨痛及目胀痛减轻，咳嗽日 1～2 次。再进 1 剂，诸症基本消失。

58　戾邪出表，走少阳半表半里者，见发热，或寒热往来，或身热不扬，口苦，咽干，咽痒，咽痛等症，宜小达原饮合小柴胡汤，或合蒿芩清胆汤，或合甘露消毒丹治之。

　　小达原饮合小柴胡汤方

　　槟榔 9 g、厚朴 9 g、草果 9 g、柴胡 15 g、黄芩 9 g、清半夏 9 g、生姜 9 g

　　每日 1 剂，早、晚分服。

　　小达原饮合蒿芩清胆汤方

　　槟榔 9 g、厚朴 9 g、草果 9 g、青蒿 15 g、黄芩 9 g、清半夏 9 g、陈皮 9 g、茯苓 9 g、枳壳 9 g、滑石 15 g

　　每日 1 剂，早、晚分服。

　　小达原饮合甘露消毒丹方

　　槟榔 9 g、厚朴 9 g、草果 9 g、白豆蔻 6 g、藿香 15 g、茵陈 15 g、通草 6 g、连翘 9 g、浙贝母 9 g、射干 9 g

每日 1 剂，早、晚分服。

条文解析 寒湿戾气由膜原外出少阳，可郁遏少阳经气，外现少阳诸症，如寒热往来、身热不扬、反复发热、口苦、咽干、咽痛等症。若湿热不著，外现寒热往来、口苦咽干、纳差、舌红苔薄、脉弦数等症，宜在小达原饮的基础上合小柴胡汤和解少阳；若肝胆湿热，外现寒热如疟、胸胁胀痛、吐酸、舌红苔腻、脉弦滑数等症，宜在小达原饮的基础上合蒿芩清胆汤分消湿热；若湿热俱重，外现发热倦怠、胸闷腹胀、肢酸咽痛、身目发黄、颐肿口渴、小便短赤、泄泻淋浊、舌苔白，或厚腻，或干黄，脉濡数或滑数等症，宜在小达原饮的基础上合甘露消毒丹清热利湿解毒。

方解 小柴胡汤出自《伤寒杂病论》，体现了和解少阳、条达枢机的组方原则，为少阳证之主方，由柴胡、黄芩、人参、半夏、甘草、生姜、大枣组成。方中柴胡清透少阳半表之邪为君；黄芩清泄少阳半里之热为臣；人参、甘草益气扶正，半夏降逆和中为佐；生姜助半夏和胃，大枣助参草益气，姜、枣合用，又可调和营卫为使。诸药合用，共奏和解少阳之功。

蒿芩清胆汤出自《重订通俗伤寒论》，由青蒿、竹茹、半夏、赤茯苓、黄芩、枳壳、陈皮、碧玉散组成，功用清胆利湿、和胃化痰，主治少阳湿热痰浊证。本方与小柴胡汤同治邪在少阳之证，但本方重在清利湿热、痰浊，故组方上仅保留了小柴胡汤中的黄芩、半夏、甘草，以青蒿伍黄芩共解少阳胆热；复用温胆汤清热化痰、和胃降逆；用碧玉散（滑石、甘草、青黛）清利湿热、导邪下行。

甘露消毒丹出自《续名医类案》，主治痰湿热毒蕴结咽喉、弥漫三焦所致诸症，被王孟英称为"湿温时疫之主方"，方中重用滑石、茵陈，配木通，以清热利湿；黄芩、连翘合贝母、射干以清热解毒，利咽散结；石菖蒲、白豆蔻、藿香、薄荷芳香化湿浊，宣畅气机。诸药合用，共奏清热利湿、化浊解毒之功。

案例1

　　杨某，男，30 岁。感染新冠后出现发热、身痛等症，退热后见纳差、乏力、舌苔白厚腻，予柴胡达原饮加减：柴胡 18 g、黄芩 12 g、清半夏 15 g、藿香 12 g、厚朴 15 g、焦槟榔 12 g、草果 9 g、炒白术 15 g、茯苓 15 g、生姜 9 g。服药 2 剂后小便通利，食欲恢复。

📖 **案例2** ———

　　患者，中年男性，感染新冠后头痛如劈，左侧更甚。予小柴胡汤加减：柴胡15g、黄芩15g、川芎15g、桃仁15g、红花9g、苏木9g、钩藤15g、枳实9g、竹茹15g、清半夏12g、生姜6片、生甘草9g。1剂。服药后患者头痛消失。

59 戾邪出表，走肺卫之分，见发热、恶寒、咽干、咽痒、咽痛、咳嗽、口渴等症，小达原饮合升降散，或合防风通圣散主之。

　　小达原饮合升降散方

　　槟榔9g、厚朴9g、草果6g、白僵蚕9g、蝉蜕6g、酒大黄9g、姜黄9g

　　每日1剂，早、晚分服。

　　小达原饮合防风通圣散方

　　槟榔9g、厚朴9g、草果6g、防风9g、荆芥9g、枳壳6g、白芍9g、连翘15g、桔梗15g、酒大黄9g、滑石15g、生石膏30g、生甘草9g

　　每日1剂，早、晚分服。

　　条文解析　寒湿戾气由膜原外出肺卫之分，郁遏卫气之宣散，可见温病卫分诸证，如发热、微恶风寒、咽干、咽痒、咽痛、咳嗽、口渴等症。对此，如第47条所言，必须明确寒湿疫所表现出的卫分证是戾邪阻碍肺卫的证候表现，而非感受温热邪气的结果。究其原因，主要有三个方面，一是因为素体郁热较重者感受寒湿戾气所致的"寒包火"；二是因为过度发汗导致的津亏热结；三是因为过用苦寒导致的疫毒冰伏、郁而化热。因此，对于寒湿疫的卫分热证，要见病知源，而非见证治证，以证概因。因此，寒湿疫卫分证之治，不可简单地选择辛凉清解的银翘散、桑菊饮等，而需外散内清，可在小达原饮的基础上合用防风通圣散、升降散等治疗。

　　方解　升降散出自《伤寒温疫条辨》，是清代名医杨栗山所创的治温疫名方，由僵蚕、蝉蜕、姜黄、大黄组成，功可升清降浊，散风清热。僵蚕气轻味薄，可升清散火，清热解郁；蝉蜕宣透达邪，僵蚕与蝉蜕配伍，增强祛外风、散风热之功；姜黄性温气辛能散，善行气活血解郁，使气机条达，邪得以透。

大黄长于泻火降浊，清热解毒，本方有升有降，可使阳升阴降，内外通和，而温病表里三焦之热全清。

防风通圣散出自《黄帝素问宣明论方》，为表里双解的代表方。方中黄芩、栀子、连翘苦寒直折，生石膏甘寒，泻火润燥，四药合用，以寒治热，通解三焦之实热；麻黄、防风、薄荷、荆芥穗、桔梗质轻味薄，火郁发之，使腠开热达，郁结宣通，怫热得散；大黄、芒硝釜底抽薪，通腑泻热而除里热结实之源；又滑石、栀子、生甘草兼利水清热之功，使小便通利，泻热而出。

案例 1

艾某，女，28 岁，感染新冠，适逢经期，发热 39℃，伴有前额头痛，肌肉酸痛，怕冷，咽痛，咳嗽，有痰、色白、难咯出，咽中有异物感，口干苦，近 3 日未大便，舌胖大。予小达原饮合防风通圣散加减：柴胡 45 g、葛根 30 g、白芷 30 g、羌活 15 g、生石膏 60 g、芦根 60 g、金银花 15 g、连翘 30 g、牛蒡子 30 g、枇杷叶 30 g、郁金 15 g、大黄 10 g、槟榔 10 g、射干 10 g。服药 1 剂后体温正常，头痛、口苦消失。

案例 2

患者，中年男性，感染新冠后喉咙剧痛，神疲乏力。予桔梗汤加减：桔梗 15 g、生甘草 30 g、玄参 15 g、连翘 15 g、板蓝根 9 g。1 剂。服上方后咽喉痛明显减轻。

60 素体阳热，戾未速清，表寒里热，或过用寒凉，邪遏冰伏，郁热冲咽，暴痛如割（俗称"刀片喉"），急以刀片散治之。

刀片散

蝉蜕 6 g、僵蚕 6 g、姜黄 15 g、生大黄 3 g、芒硝 3 g、金银花 15 g、冬凌草 15 g、生甘草 15 g、牛蒡子 15 g、五味子 15 g、薄荷 3 g、冰片 3 g

除芒硝外，余药共打粗粉，加水 1000 ml，泡 30 分钟。煎汤取汁 300 ml，纳芒硝，代茶饮。

条文解析 本条文亦是寒湿戾气由膜原外出肺卫的表现，或因阳热体质者感染寒湿戾气，或因过用寒凉而阳气郁遏，以致热上冲咽，咽喉痛如刀割、吞咽困难，俗称"刀片喉"。对此，笔者创制刀片散来治疗，临床效果良好。六神丸、龙角散、防风通圣丸、苦酒汤、桔梗汤等对此类"刀片喉"亦有一定疗效。另外，也可配合其他非药物疗法，如将具有温通作用的膏药剪成小方片，贴敷于天突、膻中、大椎、肺俞等穴，6～7小时后摘掉；还可用无菌针或者针灸针在少商穴、商阳穴刺络放血1～2滴。

方解　本方以升降散为底方，加清热解毒、软坚散结、利咽通窍类药物而成。方中蝉蜕、僵蚕、姜黄、生大黄清解内外表里之热，金银花、冬凌草、生甘草、牛蒡子清热解毒，五味子收敛肺气，芒硝软坚散结，薄荷、冰片辛香通窍。诸药合用，可清解郁热、解毒利咽，以迅猛之力，肃清蓄积咽喉之热毒。

61　戾邪出表，皮肤黏膜、呼吸道黏膜、胃肠黏膜同时受累，既有恶寒发热、头疼身痛，又有咳嗽、咽干咽痛，亦有呕恶欲吐、腹胀腹泻。此三表同病，小达原饮合三表汤主之。

小达原饮合三表汤方

槟榔9g、厚朴9g、草果9g、葛根15g、生麻黄9g、桂枝9g、羌活9g、金银花9g、桔梗9g、藿香9g、生甘草9g

每日1剂，早、晚分服。

条文解析　寒湿戾邪由膜原外出走表，除前文所述之分走各经的情况外，亦可多经并传，表现出恶寒发热、头痛、身痛等太阳风寒症状，咳嗽、咽干咽痛等肺卫风热症状，呕恶欲吐、腹胀、腹泻等胃肠感冒症状。笔者结合个人临床经验，认为感冒之发，皆在黏膜之分，外现之症，不外乎太阳、卫分、肠胃之三表，即皮肤黏膜、呼吸道黏膜、胃肠道黏膜。笔者在《新病机十九条》中将其总结为"诸型感冒，太卫胃表，皆属于膜"。因此，若寒湿戾气由膜原外出走表，多经并传，三表同病，可在小达原饮的基础上合用笔者治疗感冒的基础方剂——三表汤。

方解　三表汤由葛根、生麻黄、桂枝、羌活、金银花、桔梗、藿香、生甘草组成。方中葛根、生麻黄、桂枝、羌活意取葛根汤，以辛温发散之性，祛除皮肤黏膜之风寒；金银花、桔梗、生甘草意取银翘散，以辛凉宣散之性，清解肺卫之热；藿香、羌活、桔梗、生甘草意取藿香正气散，以芳香宣散之性，清化胃肠之湿浊。诸药合用，可解三表之郁，透膜原之邪。

62 戾邪出表，某经虚弱，浮越于某经，即现某经之症，以小达原饮合某经之方，即可逐邪外出。若仅以某经之方发散某经之证，亦可奏效，但有正去邪存、长阳复阳之虞。

条文解析 《松峰说疫》云："瘟邪浮越于某经者，即加某经之药。"如前文所述，寒湿戾气由膜原外出，或发于皮肤黏膜之表，类似于风寒感冒；或发于呼吸道黏膜之表，类似于风热感冒；或发于胃肠黏膜之表，类似于胃肠型感冒。浮越于某经，即现某经之证。对此，用小达原饮合治疗某经症状的处方，就可以将邪气顺利驱逐。倘若仅着眼于表证，见表治表，则表证虽解，但膜原之邪并未祛除，可能会出现低热缠绵或间断发热或核酸转阴后复热等复杂情况，可见第 54 条所述"表而再表"；若仅用清热解毒法来解毒利咽，则咽痛等"热"症虽可以暂时缓解，但膜原之邪气会因寒凉药物而"冰伏"，进而有引邪深入的风险。须知寒湿疫之表证是邪气外传的表现，而非外邪侵袭肌表的表现。因此，寒湿疫之表证要在开达膜原的基础上，配合各经之药，才能斩草除根，标本兼治。

63 戾邪入里，入手太阴肺，阻碍肺气之宣降，见发热、咳嗽、咳痰、气喘、胸闷等症，散寒化湿方主之。

散寒化湿方

厚朴 15 g、焦槟榔 9 g、煨草果 9 g、生麻黄 6 g、生石膏 15 g、炒苦杏仁 9 g、羌活 15 g、葶苈子 15 g、生姜 15 g、广藿香 15 g、佩兰 9 g、苍术 15 g、云茯苓 45 g、生白术 30 g、焦三仙各 9 g、徐长卿 15 g、绵马贯众 9 g、地龙 15 g

每日 1 剂，早、晚分服。

加减法：①恶寒发热、背痛、体痛者，加桂枝 9～30 g；恶寒重、无汗、体温 39℃以上，重用生麻黄至 9～15 g，重用生石膏至 30～90 g，加芦根 30～120 g，知母 15～30 g；往来寒热加柴胡 15～30 g、黄芩 15～30 g；乏力明显加黄芪 15～30 g、人参 6～9 g（若无人参，党参 9～30 g）。②咽痛加桔梗 9 g、连翘 15 g；干咳重加百部 15～30 g、蝉蜕 9 g、藏青果 9 g、苏子 9 g；喘憋加炙紫菀 15～30 g、炙款冬花 15～30

g、炙枇杷叶 15～30 g，葶苈子加至 30 g；咳血加仙鹤草 30 g、紫草 15 g、三七粉（冲服）3 g。③痰多色黄或咳痰不畅，加瓜蒌仁 30 g、黄芩 15 g、鱼腥草 30 g、连翘 30 g、板蓝根 30 g。④纳呆重，加莱菔子 9～15 g、陈皮 15 g；呕恶重，加半夏 9～15 g、黄连 3 g、苏叶 9 g，生姜加至 30 g。⑤腹泻，加黄连 6～9 g，生姜加至 30 g，重用云茯苓至 60～90 g。⑥便秘，加枳实 10～15 g、生大黄 6～15 g。⑦舌红或干，加莲子心 6 g、麦冬 30～90 g。⑧舌绛红加生地黄 30 g，赤芍 15～30 g。

　　条文解析　寒湿戾气由膜原深入手太阴肺，阻碍肺气之宣降，可见咳嗽、咳痰、气喘、胸闷等症；阻碍卫气之发散，可见发热、气喘、胸闷等症。对此，需以开达膜原、散寒化湿、宣肺平喘为治法，予散寒化湿方治疗。

　　方解　散寒化湿方是寒湿疫"郁"阶段的通治方，又名寒湿疫方、武汉抗疫一号方。如图 3-2 所示，其以小达原饮为底方，以辛温燥烈之厚朴、焦槟榔、煨草果散寒化湿、开达膜原、辟秽化浊，使寒湿戾气从膜原溃散，表里分传。邪离膜原，或出于表，或入于里。出表者，多走太阳，故配以生麻黄、羌活、生姜，辛温解表，透邪外出。入里者，则发于太阴、阻滞三焦。寒湿郁肺者，可见发热、咳嗽、气喘、咳痰等症，故配以麻杏甘石汤、葶苈大枣泻肺汤宣肃肺气，化痰止咳平喘；寒湿碍脾，可见纳呆、腹胀、纳差、腹泻等症，故配以广藿香、佩兰、苍术、生白术、云茯苓等健脾利湿、芳香化湿、苦温燥湿；邪阻上焦气道，化热成毒者，可见咽痛等症，故配以徐长卿、绵马贯众清热解毒；邪阻上焦血道者，可见胸闷、胸痛等症，故配以地龙活血通络；邪阻中焦谷道者，可见腹胀、纳差等症，故配以生白术、焦三仙等健脾消食；邪阻下焦水道者，可见腹泻、小便不利等症，故配以生白术、云茯苓等健脾利水。散寒化湿方，大方宏效，如年幼体弱、无症状或轻症患者使用，可相机变通剂量，如常规剂量之 1/2 或 1/3。《温疫论》中所述之湿热疫，其以达原饮和三消饮为初始之方。寒湿疫之治，以散寒化湿方为初始之方。二者所同者，开达膜原之槟榔、厚朴、草果矣。不同者，湿热疫外传多走气分，故以白虎为助；内传多走胃，故以大黄为要。寒湿疫外传多走太阳，故重麻黄；内传多走太阴，故重在散寒宣肺、健脾化湿，兼以调畅气血、疏利三焦。

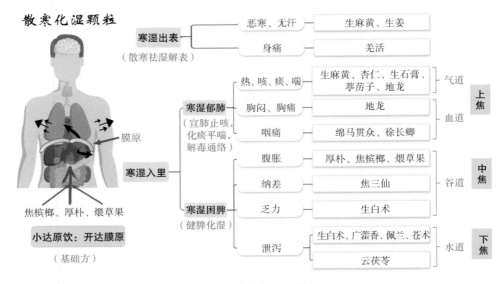

图 3-2 散寒化湿方释义

科研结果 我们通过病例系列报告的方法，对武汉地区多个社区隔离状态发热人群进行观察性研究。通过记录患者相关信息和诊疗数据，以发热治愈时间和治愈率为主要疗效指标，分析散寒化湿颗粒对隔离状态发热人群的疗效。结果显示，纯中药散寒化湿颗粒的疗效优于非纯中药，纯中药散寒化湿颗粒组发热中位治愈时间为 1 天、治愈率为 82.7%，非纯中药组治疗发热中位治愈时间为 2 天，治愈率为 62.7%，差异有统计学意义（$P<0.05$）。本研究表明，纯中药散寒化湿颗粒对于隔离状态发热人群的疗效优于非纯中药组，1 天可以看到明显的退热效果。另外，我们团队针对散寒化湿颗粒做了系列临床研究，证实了散寒化湿颗粒对新冠感染的有效性和安全性：①基于 4273 例社区隔离人群（其中 564 例为新冠确诊病例），通过一项真实世界研究发现，散寒化湿颗粒可有效改善轻型、中型新冠感染患者的咳嗽、发热等八类临床症状，控制病情进展。②通过一项回顾性队列研究（散寒化湿颗粒试验组 430 例，对照组 291 例）发现，散寒化湿颗粒能显著降低轻型和中型新冠患者转为重型的比例。③通过一项随机、对照、开放性临床研究（散寒化湿颗粒治疗组 117 例，连花清瘟颗粒对照组 111 例）发现，散寒化湿颗粒在临床症状痊愈率、临床症状痊愈时间、患者住院时间、核酸转阴时间、核酸转阴率方面与连花清瘟颗粒相当，其中胸闷、肌肉酸痛症状消失率治疗组优于对照组。

64 戾邪入肺，寒湿郁而化热，见发热、咳嗽、口苦、口干、黄痰、气喘、胸闷、舌苔罩黄，宜散寒化湿方加柴胡、黄芩、芦根治之。

散寒化湿方加柴胡、黄芩、芦根方

厚朴15g、焦槟榔9g、煨草果9g、生麻黄6g、生石膏15g、炒苦杏仁9g、羌活15g、葶苈子15g、生姜15g、广藿香15g、佩兰9g、苍术15g、云茯苓45g、生白术30g、焦三仙各9g、徐长卿15g、绵马贯众9g、地龙15g、柴胡15~30g、黄芩15g、芦根15~60g

每日1剂，早、晚分服。

条文解析　因素体阳热、地域差异等因素，部分患者在寒湿戾气由膜原内传入肺后可郁而化热，见发热、咳嗽、口苦、口干、黄痰、气喘、胸闷、舌苔罩黄等湿热症状。对此，可在散寒化湿方的基础上加柴胡、黄芩疏利上焦，加芦根清热利湿。

案例1

　　路某，中年男性，感染新冠后出现发热，咽痛，关节僵紧不适。予散寒化湿方加减：生麻黄12g、生石膏30g、杏仁9g、羌活15g、柴胡30g、黄芩15g、牛蒡子15g、生甘草15g、葶苈子15g、地龙15g、藿香15g、佩兰9g、苍术30g、云茯苓45g、生白术30g、焦三仙各9g、厚朴15g、焦槟榔9g、煨草果9g、生姜30g。连服3天后诸症好转。

案例2

　　师某，女，21岁。感染新冠后出现发热，咽痛，头痛，全身发冷。予散寒化湿方加减：生麻黄12g、生石膏30g、杏仁9g、羌活15g、柴胡30g、黄芩15g、牛蒡子15g、生甘草15g、葶苈子15g、地龙15g、藿香15g、佩兰9g、苍术30g、云茯苓45g、生白术30g、焦三仙各9g、厚朴15g、焦槟榔9g、煨草果9g、生姜30g。服药4天后，病症基本痊愈，可正常上班。

65 戾邪入肺，寒湿化热化燥伤阴，见发热、干咳、乏力、口干、气喘、胸闷，舌干，苔干或黄干，宜散寒化湿方去苍术、生白术、羌活、广藿香、佩兰加西洋参、北沙参、麦冬、猪苓、滑石方治之。

散寒化湿方去苍术、生白术、羌活、广藿香、佩兰加西洋参、北沙参、麦冬、猪苓、滑石方

厚朴 15 g、焦槟榔 9 g、煨草果 9 g、生麻黄 6 g、生石膏 15 g、炒苦杏仁 9 g、葶苈子 15 g、云茯苓 30 g、猪苓 30 g、滑石 15 g、焦三仙各 9 g、生姜 15 g、绵马贯众 9 g、地龙 15 g、麦冬 30 g、西洋参 9 g、北沙参 30 g

每日 1 剂，早、晚分服。

条文解析　受素体阴虚、热邪伤阴等因素的影响，部分患者在寒湿戾气由膜原深入肺脏之后，可出现化燥伤阴的表现，如发热、干咳、乏力、口干、气喘、胸闷，舌干、苔干或黄干等症状。对此，可在散寒化湿方的基础上去苍术、生白术、羌活、广藿香、佩兰等刚燥、辛燥劫阴之类，加西洋参、北沙参、麦冬、猪苓、滑石以滋阴润燥。

66　戾邪入肺，咳重瘵轻，重在温肺散寒，前百苏苈汤主之。

前百苏苈汤

前胡 15 g、百部 30 g、苏子 9 g、葶苈子 15 g、炙麻黄 9 g、桑白皮 30 g、桔梗 15 g、生甘草 30 g、五味子 15 g

每日 1 剂，早、晚分服。

条文解析　寒湿戾气由膜原深入手太阴肺，肺脏受损，宣肃不利，甚至气道痉挛，故出现剧烈咳嗽、痰少难咯等症状。此时治疗，重在温肺散寒、宣肺止咳平喘，予前百苏苈汤。

方解　此方为笔者治疗咳嗽的经验方，方中前胡、百部开郁宣肺，苏子、葶苈子祛邪降气，共同打开上焦之气机，使肺气通畅，以调气郁之态；又兼祛邪止咳平喘之功，以打咳喘、咳痰之症靶。前胡、百部以止咳为主，苏子、葶苈子以祛痰蠲饮为主。炙麻黄辛温宣发肺气，桑白皮泻肺平喘，助麻黄泻郁热而宣肺，炙麻黄得桑白皮宣郁热以平喘。桔梗宽畅胸膈，使气机疏利，咳嗽自消。"风寒咳嗽，南五味为奇"，五味子主咳逆上气，收耗散之肺气。生甘草润肺止咳，调和诸药。若伴有发热，可加生石膏、柴胡；伴有咽痛，可加连翘、锦灯笼；伴有哮喘，可加地龙、白芍；多痰者，可加化橘红、川贝母、陈皮。

案例

　　邢某，女，84岁。既往有喘息性支气管炎、肺气肿病史。感染新冠后出现咳嗽、气喘、不能平卧、咳痰，痰液黏稠而不易咳出，2023年1月7日入院行肺部CT检查（图3-3），示双肺炎症可能性大，双肺多发肺气肿。饮食、睡眠欠佳，二便可。舌暗红苔腻，脉滑。予前百苏葶汤合苓术化气汤加减：蜜麻黄9g、杏仁15g、炙甘草15g、桑白皮30g、蜜款冬花30g、蜜百部30g、苏子15g、葶苈子15g、地龙15g、香附9g、佛手9g、大腹皮9g、焦槟榔6g、茯苓60g、生白术60g、独活9g、细辛3g、五味子9g、射干9g。7剂，水煎服。2023年1月19日二诊时咳嗽、咳痰较前减轻，气短，精神状态尚可，纳寐可，小便正常，大便溏。舌暗红苔黄厚，脉浮滑。继予前方加减治疗。

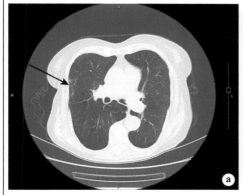 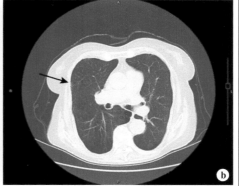

图3-3　患者诊疗前后CT变化

a. 2023年1月7日肺部CT；b. 2023年1月19日肺部CT

67　戾邪入里，入足太阴脾，阻碍脾胃之运转，见腹胀、乏力、纳差、呕恶、泄泻等症，宜散寒化湿方治之，藿香正气散、藿朴夏苓汤、五苓散、三仁汤均可酌情使用。

　　散寒化湿方　同前

　　藿香正气散

　　大腹皮9g、白芷9g、紫苏叶6g（后下）、茯苓15g、半夏曲15g、生白术30g、陈皮9g、厚朴15g、桔梗9g、藿香15g、甘草9g、

生姜 9 g、大枣 9 g

　　每日 1 剂，早、晚分服。

　　藿朴夏苓汤

　　藿香 15 g、厚朴 15 g、姜半夏 15 g、茯苓 30 g、杏仁 9 g、生薏苡仁 15 g、白蔻仁 6 g（后下）、猪苓 9 g、淡豆豉 9 g、泽泻 9 g、通草 6 g

　　每日 1 剂，早、晚分服。

　　五苓散

　　桂枝 9 g、生白术 30 g、茯苓 30 g、猪苓 12 g、泽泻 12 g

　　每日 1 剂，早、晚分服。

　　三仁汤

　　杏仁 9 g、白豆蔻 6 g、生薏苡仁 15 g、厚朴 15 g、清半夏 15 g、通草 6 g、滑石 15 g、竹叶 9 g

　　每日 1 剂，早、晚分服。

　　条文解析　寒湿戾气由膜原深入足太阴脾，阻碍脾胃之运化，水湿内停，升降失和，表现出腹胀、乏力、食欲不振、恶心呕吐、腹痛腹泻等症，宜以开达膜原、散寒化湿、健运脾胃为治法，根据病症酌情选择使用散寒化湿方、藿香正气散、藿朴夏苓汤、五苓散、三仁汤等处方。

　　方解　藿香正气散出自《太平惠民和剂局方》，具有解表化湿、理气和中之功效，是治疗外感风寒、内伤湿滞的名方。方中藿香为君，既以其辛温之性而解在表之风寒，又取其芳香之气而化在里之湿浊，且可辟秽和中而止呕，为治吐泻之要药。半夏曲、陈皮理气燥湿，和胃降逆以止呕；生白术、茯苓健脾运湿以止泻，共助藿香内化湿浊而止吐泻，俱为臣药。湿浊中阻，气机不畅，故佐以大腹皮、厚朴行气化湿，畅中行滞，且寓气行则湿化之义；紫苏叶、白芷辛温发散，助藿香外散风寒，紫苏叶尚可醒脾宽中，行气止呕，白芷兼能燥湿化浊；桔梗宣肺利膈，既益解表，又助化湿；兼用生姜、大枣，内调脾胃，外和营卫，使以甘草调和药性，并协姜、枣以和中。

　　藿朴夏苓汤方出《医原》，功可宣通气机、清热祛湿、燥湿利水，主治气分湿热而湿偏重者。方中藿香为君，为芳香化湿要药，内化湿浊，运脾胃，辟秽恶，而无耗脾气、劫胃阴之弊。淡豆豉芳化宣透以疏表湿，使阳不内郁；厚朴、姜半夏燥湿运脾，使脾能运化水湿，不为湿邪所困，共为臣药。猪苓、泽泻、生薏苡仁淡渗利湿于下，使水道畅通，则湿有去路，助君药以祛湿；茯苓为佐使药，性平缓，渗脾湿于下。

五苓散出自《伤寒论》，方中猪苓、茯苓、泽泻淡渗利湿，生白术健脾燥湿，桂枝解表化气。五药相配，使水行气化，表解脾健，则水湿自除。

三仁汤出自《温病条辨》，主治上焦湿重热轻之证，原文言道："头痛恶寒，身重疼痛，舌白不渴，脉弦细而濡，面色淡黄，胸闷不饥，午后身热，状若阴虚，病难速已，名曰湿温。汗之则神昏耳聋，甚则目瞑不欲言；下之则洞泄；润之则病深不解。长夏、深秋、冬日同法，三仁汤主之。"方中用杏仁宣通上焦肺气，使气化有助于湿化；白豆蔻开发中焦湿滞，化浊和中；生薏苡仁益脾渗湿，使湿热从下而去；三药为主，故名"三仁"。辅以清半夏、厚朴燥湿消痞，行气除满；通草、滑石、竹叶清利湿热。诸药合用，成宣上、畅中、渗下之剂，共奏清热利湿、宣畅浑浊之功。

> **案例**
>
> 　　患儿，男，5岁，2022年12月26日就诊。新冠感染后反复低热9天，体温37.5℃左右，纳差，时有干呕。口服儿童布洛芬退热，小儿抗病毒口服液及藿香正气等药物治疗效果不佳。刻下症：外出遇冷风后发热，脐周时隐痛，大便溏稀，尿淡黄，舌质淡伴齿痕，舌体稍胖，苔白厚，脉细濡偏数。辨证为疫犯膜原，寒湿困脾。予小达原饮合藿香正气散加减：炒槟榔9 g、厚朴12 g、草果6 g、生姜6 g、藿香9 g、清半夏9 g、茯苓12 g、苏叶9 g（后下）、炒苍术9 g、陈皮6 g、炒谷芽15 g。7剂，水煎服，每日1剂，分3～4次温服。用药3天，体温正常未反复，7天后腹痛、干呕消失，大便成形。再予平胃散合小达原饮加减，制膏剂巩固治疗2周，痊愈。

68　戾邪入里，大伤脾胃，呕恶不止，藿香正气散主之。甚者津液大伤，筋脉抽搐，急食甘以缓之，芍药甘草汤加木瓜方可酌情使用。

藿香正气散 同前

芍药甘草汤加木瓜方

白芍30 g、生甘草15 g、木瓜15 g

每日1剂，早、晚分服。

条文解析　寒湿戾气由膜原深传入里，戕害脾胃，脾胃升降失常，可见呕吐、恶心等症，当用藿香正气散解表化湿、理气和中。若脾胃损伤严重，呕吐不止，津液大伤，可出现肢体痉挛、肌肉抽搐等症。此时当须急则治标，用红糖水等甘甜之品补液缓中，再以芍药甘草汤加木瓜方酸甘养阴、养血柔肝、息风止痉。

方解 藿香正气散方解同前。芍药甘草汤出自《伤寒论》，用于治疗过汗亡阳后之阴虚津亏证，言道："伤寒脉浮，自汗出，小便数，心烦，微恶寒，脚挛急……作干姜甘草汤……若厥愈足温者，更作芍药甘草汤与之，其脚即伸……"该方由白芍和炙甘草组成，白芍酸苦微寒，益阴养血柔肝；炙甘草甘温，补中缓急。二药合用，酸甘化阴，有滋阴血、缓挛急之功效。再加木瓜之酸温，可增强舒筋活络之效，以缓解筋挛抽搐。

案例

　　高某，女，55岁。2022年12月9日感染新冠。患者无明显诱因出现耳后痛，继则痛及耳内，发热38.3℃，不欲饮食。发病当天早上喝了一小碗豆浆，中午、晚上均未进食。时至晚11时许，突然头晕，大汗，恶心，暴吐不止，旋即瘫倒在地。左侧脸麻、手麻，左手抽搐如鸡爪状，全身颤抖，语声续断，语音细微，面色苍白，嘴唇紫暗，四肢冰冷。急摸脉，脉象为弦紧细数。血压144/70 mmHg。舌质嫩红，苔白。急以红糖水500 ml喂服，同时针刺双侧足三里、内关穴，暖水袋放脐部一个、两只脚各一个。约20分钟后，精神好转，说话恢复正常，面麻、手麻消失，左手收放如常。再予生姜红糖水300 ml，小米粥半小碗后，安然入睡。

69 戾邪入里，若逢素体阳热之体，则邪扰胃肠，发为阳明腑实。症见潮热、便秘、腹胀、腹痛、呕恶等症，可用宣白承气汤治之。生大黄用6～15 g，或冲服大黄粉3～6 g。

宣白承气汤

生大黄6～15 g、杏仁15 g、生石膏30 g、全瓜蒌15 g

每日1剂，早、晚分服。

条文解析 寒湿戾气由膜原深传入里，若逢素体阳热之人，可化燥化热，变为阳明腑实证，见潮热、便秘、腹胀、恶心呕吐等症状，宜以宣白承气汤清肺定喘、泻热通腑。生大黄用量可根据病情轻重来酌定，笔者在临床常用6～15 g

生大黄入汤剂，或冲服生大黄粉 3～6 g。

方解 宣白承气汤出自《温病条辨》，原文言道："喘促不宁，痰涎壅滞，右寸实大，肺气不降者，宣白承气汤主之。""宣白"指宣通肺气，"承气"谓承顺腑气。肺色应白，主宣发肃降，与大肠相表里，故腑气之畅通有赖于肺气之肃降。痰热内蕴，肺气不降，则肠腑亦多不通。方中生石膏清泻肺热，生大黄泻热通便，杏仁宣肺止咳，全瓜蒌润肺化痰。诸药同用，可使肺气得降，腑气得通，痰热得清，腑证得瘥。

70 虚人染疫，戾伏膜原，若见发热、汗出、恶风，宜调和营卫，治以小达原饮合桂枝汤；若见咽干咽痒咽痛、口苦泛恶，宜透达膜原、和解少阳，治以小达原饮合小柴胡汤。

小达原饮合桂枝汤

厚朴 15 g、槟榔 15 g、草果 9 g、桂枝 15 g、白芍 15 g、生姜 15 g、大枣 9 g、炙甘草 9 g

每日 1 剂，早、晚分服。

小达原饮合小柴胡汤方

厚朴 15 g、槟榔 15 g、草果 9 g、柴胡 15 g、黄芩 9 g、清半夏 15 g、生姜 9 g

每日 1 剂，早、晚分服。

条文解析 此处之"虚人"主要指素体营卫亏虚之人。此类人群感染寒湿戾气，戾邪伏于膜原，未及溃散，可阻碍三焦，而见营卫不和、少阳不和之症。若见发热、汗出、恶风等症，则在小达原饮的基础上合用桂枝汤。若见往来寒热，胸胁苦满，不欲饮食，心烦喜呕，咽干、咽痛、咽痒等症，则在小达原饮的基础上合用小柴胡汤。除营卫亏虚之外，"虚人"亦有肺气虚弱、脾胃阳虚、肾阳亏虚等内涵，不同脏腑的虚损，在感染寒湿戾气后的治法也不尽相同，如肺气虚弱者要在解表退热的同时增补逆流挽舟之品，如参苏丸之类；脾胃阳虚、肾阳亏虚者，寒邪可直中阴分，需配合附子理中丸、麻黄附子细辛汤等温阳处方托里解表。

方解 小柴胡汤方解同前。桂枝汤出自《伤寒论》，为调和营卫之基础方。方中桂枝辛温，辛能散邪，温从阳而扶卫。白芍酸寒，酸能敛汗，寒走阴而益营，取于发散中寓敛汗之意。生姜之辛，佐桂枝以解肌表；大枣之甘，佐芍药以和营里；炙甘草甘平和缓，用以调和中气。诸药相合，可共奏补营卫、和营卫之功。

71　妇人染疫，正值经期，血气虚弱，腠理疏弛，见虚汗恶风、寒热往来、少腹胀痛者，宜小达原饮合柴胡桂枝汤。

小达原饮合柴胡桂枝汤方

厚朴 15 g、槟榔 15 g、草果 9 g、柴胡 15 g、黄芩 9 g、清半夏 15 g、桂枝 15 g、白芍 15 g、生姜 9 g

每日 1 剂，早、晚分服。

条文解析　若妇女经期，气血虚弱，腠理疏松，感染寒湿戾气，可见汗出、恶风、往来寒热等营卫不和、少阳不和征象。而经期邪易内陷血室，故可见少腹胀痛等肝经气滞血瘀征象。治宜在小达原饮的基础上合用柴胡桂枝汤方，以调和营卫、和解少阳、透邪外出。

方解　柴胡桂枝汤出自《伤寒论》，为治疗太阳少阳合病的方剂，系小柴胡汤和桂枝汤而成。方中桂枝汤调和营卫，畅达气血，解表散寒，以祛在表之邪，还具温补中焦、缓急止痛之效。小柴胡汤和解半表半里之枢机，可防外邪内传，亦可内透陷入血室之邪。

72　失治误治，寒湿稽留，低热绵延，见恶寒肢冷，心悸心慌，喜温喜按，脉细迟而结，宜炙甘草汤治之。若戾邪内陷心脉，重伤心之气阳，见胸闷气短，甚则心动悸、脉结代者，升陷解毒护心汤主之。

炙甘草汤

炙甘草 15 g、生姜 15 g、桂枝 15 g、人参 15 g、生地黄 30 g、阿胶 9 g（烊化）、麦冬 15 g、火麻仁 15 g、大枣 15 g、清酒 10 ml（兑入）

每日 1 剂，早、晚分服。

升陷解毒护心汤

葛根 15 g、柴胡 6 g、升麻 6 g、黄芪 24 g、山萸萸 15 g、西洋参 9 g、

丹参15 g、降香9 g、北沙参15 g、炒白术9 g、穿心莲9 g、川黄连4.5 g、生姜15 g

每日1剂,早、晚分服。

条文解析 寒湿疫失治误治,邪可内陷心脉,损伤心气心阳,症见恶寒肢冷、心悸心慌、喜温喜按、脉细迟而结等症,可用炙甘草汤温补心阳、补养气血治之。若心阳受损严重,胸中大气下陷,无力鼓动血脉,可见胸闷气短、心动悸、脉结代等症,如张锡纯在《医学衷中参西录》中所论"呼吸之气不能上达……胸中之气息息下坠……咽喉发紧……努力呼吸似乎喘",当用升陷解毒护心汤升陷托毒以治之。

方解 炙甘草汤出自《伤寒论》,用于治疗过汗后气津两伤之"心动悸,脉结代"。方中重用生地黄滋阴养血为君,配伍炙甘草、人参、大枣益心气,补脾气,以资气血生化之源;配伍阿胶、麦冬、火麻仁滋心阴,养心血,充血脉。佐以桂枝、生姜温心阳,通血脉,诸厚味滋腻之品得姜、桂之佐可滋而不腻。用法中加清酒煎服,清酒辛热,可温通血脉,以助药力。诸药合用,滋而不腻,温而不燥,使气血充足,阴阳调和,脉归于平。

升陷解毒护心汤是笔者在张锡纯升陷汤的基础上加减化裁而成的,为新冠感染邪陷心脉而设之处方。方中葛根、柴胡、升麻升提阳气,黄芪补气,山茱萸温敛阳气,西洋参益气固脱,丹参、降香活血通络,北沙参滋养肺阴,炒白术补肺健脾,穿心莲、川黄连解毒护心,现代药理研究亦证实穿心莲和川黄连具有保护心脏的功效。诸药合用,可共奏升陷固脱、益气通络解毒之功。

案例

陈某,女,26岁。感染新冠后复阳,出现乏力、纳差、劳则气喘、胸闷、咳嗽等症。肺部CT检查示双肺磨玻璃影,小支气管略扩张。予升陷解毒护心汤加减:西洋参9 g、生黄芪24 g、淫羊藿9 g、穿心莲15 g、川黄连9 g、葶苈子15 g、地龙15 g、檀香6 g、炙甘草9 g、干姜15 g、炒白术9 g。6剂,每天1剂,分两次早、晚饭前服。服药后诸症好转。

第二节 闭

73 闭者,疫毒闭肺也。邪盛正虚,转重之势。

条文解析 或因素体虚弱,或因失治误治,寒湿戾气深传入里,继生湿热痰瘀，阻滞三焦，伤肺损肺，闭阻肺气。闭阶段是寒湿疫病情转重的关键阶段。受患者体质、地域差异等因素的影响，寒湿疫进入闭阶段后会有寒化和热化两条不同的发展路径。寒化者以寒瘀闭肺为核心病机，以"喘憋、畏寒神疲"为辨识要点；热化者以疫毒闭肺为核心病机，以"喘憋、腑气不通（便秘）"为辨识要点。

74 年老体弱、心肺痼疾、免疫力低下、免疫缺陷之人，感受寒湿戾气，易传入里，而成内闭。

条文解析 本条文介绍了寒湿疫易趋转重的危险人群（包括年老体弱者、心肺痼疾者、免疫力低下者、免疫缺陷者等），此类人群素体虚弱、正气不足，或内有湿热痰瘀等浊邪，故在感染寒湿戾气后极易深传入里，内外之邪相互胶着，合而为患，损伤脏腑，痹阻脉络，发为"内闭"之证。

75 寒湿疫闭阶段，以开通阳明为要务。阳明畅可通便逐邪、泻浊排毒、解毒活血，更可释放腹腔空间，下移膈肌，使肺之呼吸、排痰改善。

条文解析 开通阳明经气和腑气是寒湿疫闭阶段的关键治疗策略。阳明指足阳明胃经和手阳明大肠经，阳明是多气多血之经，其抗邪能力极强。阳明病以里实证为主，燥热凝结，大便不能排出体外，腑气不通，形成了肠实而胃满的局面。阳明通畅既可通畅大便、驱逐邪气、排泄污浊毒秽、解毒活血，更可以释放腹腔空间，使膈肌下移，改善肺的呼吸和排痰功能，促进疾病向愈。

76 戾邪传入太阴，继生痰湿瘀热毒，终致疫毒闭肺。症见发热咳嗽、喘憋气促、痰黄而黏、乏力倦怠，舌质暗红，苔黄白相兼厚腐腻等。肺气闭阻，胃肠亦多不通，可见恶心不食、大便不畅等症。子龙宣白承气汤主之。

子龙宣白承气汤

生石膏30 g、大黄3～15 g、杏仁9 g、瓜蒌30 g、葶苈子30 g、地龙30 g

每日1剂，早、晚分服。

条文解析　寒湿戾气由膜原传入太阴肺脾，阻滞肺气，继生痰、湿、瘀、热、毒等病理因素，最终导致疫毒闭肺，症见发热咳嗽、喘憋气促、痰黄而黏、乏力倦怠，舌质暗红，苔黄白相兼厚腐腻等。一方面肺与大肠相表里，肺气之宣肃与大肠之传导相互影响，若肺气闭阻，则大肠之传导功能受限，症见恶心不食、大便不畅等症；另一方面，肺可通调津液于大肠，使大肠润而不燥，若肺气闭阻，或痰热壅肺，则肺中乏津，肺不能通调津液于大肠，导致肠燥津亏，大便干燥难行。治疗当以子龙宣白承气汤宣肺通腑、化痰排痰。

方解　子龙宣白承气汤是笔者为新冠重症患者所拟定的处方，用诸临床，收效良好。子龙宣白承气汤即宣白承气汤加葶苈子、地龙，为寒湿疫闭阶段的核心处方。宣白承气汤方解同前，加葶苈子泻肺平喘、行水消肿，加地龙化痰平喘、活血通络。诸药同用，使肺气宣降，腑气畅通，痰热得清，咳喘得止。另外，地龙为寒湿疫闭阶段之要药，痰瘀阻肺者，无分寒热，尤为适宜。

> **案例**
>
> 　　患者，老年女性，以新冠感染重症入院，肺部 CT 显示双肺多发性斑变，入院时血压 145/117 mmHg，心率 45 次/分。症见咳喘，痰多色白黏稠，难咯，乏力，胃胀，嗳气，大小便不通。予子龙宣白承气汤加减：焦槟榔 9 g、厚朴 9 g、煨草果 9 g、生姜 15 g、生麻黄 6 g、生石膏 15 g、杏仁 9 g（后下）、全瓜蒌 30 g、生大黄 9 g、葶苈子 30 g、地龙 30 g、赤芍 30 g。6 剂，每天 1 剂，分两次早、晚饭前服用。服药第二天大小便通畅，服药第三天咳喘大幅好转。

77　疫毒闭肺，热毒炽盛，壮热咳喘，大便秘结，宜子龙宣白承气汤加芦根、桑白皮、知母治之。

子龙宣白承气汤加芦根、桑白皮、知母方

生石膏 30 g、大黄 3～15 g、杏仁 9 g、瓜蒌 30 g、葶苈子 30 g、地龙 30 g、芦根 30～90 g、桑白皮 15～30 g、知母 15～30 g

每日 1 剂，早、晚分服。

条文解析　素体阳热之人，在感染寒湿戾气发为疫毒闭肺证时，往往表现出热毒偏盛的状态，症见壮热咳喘，大便秘结，小便发黄，舌苔黄腻，脉滑大偏数等。对此，笔者常在子龙宣白承气汤的基础上加芦根、桑白皮、知母等清热泻火药来治疗。芦根清热泻火、生津止渴，桑白皮泻肺平喘，知母清热滋阴。

诸药同用，可在宣肺通腑、化瘀排痰的基础上，增强清热、泻火、解毒之效。

78 疫毒闭肺，湿毒偏重，低热缠绵，喘憋胸闷，舌色偏暗，苔白厚腻，宜子龙宣白承气汤加茯苓、车前子、薏苡仁治之。

子龙宣白承气汤加茯苓、车前子、薏苡仁方

生石膏 30 g、大黄 3～15 g、杏仁 9 g、瓜蒌 30 g、葶苈子 30 g、地龙 30 g、茯苓 45 g、车前子 12 g、薏苡仁 30 g

每日 1 剂，早、晚分服。

条文解析　素体湿盛之人，在感染寒湿戾气发为疫毒闭肺证时，往往表现出湿毒偏盛的状态，症见低热缠绵、喘憋胸闷、纳差、脘痞、呕恶、舌色偏暗、舌苔白厚腻、脉濡等。对此，笔者常在子龙宣白承气汤的基础上加茯苓、车前子、薏苡仁等祛湿药物来治疗。茯苓淡渗利湿，兼有健脾之效，生薏苡仁健脾泻浊，兼有排脓之效，车前子利尿通淋，兼有通便之功。诸药合用，可在宣肺通腑、化瘀排痰的基础上，增强渗湿、利湿、化湿之效。

79 疫毒闭肺，痰浊偏重，咳喘多痰，或痰黏难咯，宜子龙宣白承气汤加川贝母、姜半夏、化橘红治之。

子龙宣白承气汤加川贝母、姜半夏、化橘红方

生石膏 30 g、大黄 3～15 g、杏仁 9 g、瓜蒌 30 g、葶苈子 30 g、地龙 30 g、川贝母粉（冲服）6 g、姜半夏 9 g、化橘红 12 g

每日 1 剂，早、晚分服。

条文解析　素体痰湿之人，在感染寒湿戾气发为疫毒闭肺证时，往往表现出痰浊偏盛的状态，症见低热或无热、咳喘多痰、痰黏难咯、纳差、呕恶、大便不爽、舌苔白厚腻、脉滑弦等。对此，笔者常在子龙宣白承气汤的基础上加川贝母、姜半夏、化橘红等化痰药物来治疗。川贝母润燥化痰，姜半夏燥湿化痰，化橘红行气化痰。诸药相合，可在宣肺通腑、活血化瘀的基础上，增强化痰、排痰、除湿之效。

80 疫毒闭肺，瘀血偏重，或有胸痛，舌色偏暗，舌底络脉迂曲，宜子龙宣白承气汤加桃仁、赤芍、丹参、川芎治之。

子龙宣白承气汤加桃仁、赤芍、丹参、川芎方

生石膏 30 g、大黄 3～15 g、杏仁 9 g、瓜蒌 30 g、葶苈子 30 g、地龙 30 g、桃仁 12 g、赤芍 15 g、丹参 15 g、川芎 9 g

每日 1 剂，早、晚分服。

条文解析　素有瘀血之人，在感染寒湿戾气发为疫毒闭肺证时，往往表现出瘀血偏盛的状态，症见低热或无热，气喘咳嗽，或有胸痛、心悸、失眠，舌色偏暗，舌底络脉迂曲，脉弦涩等。对此，笔者常在子龙宣白承气汤的基础上加桃仁、赤芍、丹参、川芎等活血化瘀药物来治疗。桃仁活血化瘀，兼有通便之功，赤芍活血凉血，丹参活血养血，川芎活血行气。诸药相合，可在宣肺通腑、化痰祛湿的基础上，增强活血化瘀之效。

81　疫毒闭肺，热毒偏重，咽痛心烦，或有心悸心慌，宜子龙宣白承气汤加冬凌草、穿心莲、黄连治之。

子龙宣白承气汤加冬凌草、穿心莲、黄连方

生石膏 30 g、大黄 3～15 g、杏仁 9 g、瓜蒌 30 g、葶苈子 30 g、地龙 30 g、冬凌草 15 g、穿心莲 15 g、黄连 9 g

每日 1 剂，早、晚分服。

条文解析　或因热毒隆盛，或因失治误治，部分患者在感染寒湿戾气发为疫毒闭肺证时，可因热毒内陷而表现出发热、咽痛、咽干、口苦、心烦、胸闷、心悸心慌、失眠、舌暗红、苔腻、脉洪数等症。对此，笔者常在子龙宣白承气汤的基础上加冬凌草、穿心莲、黄连等清热泻火解毒药物来治疗。冬凌草解毒利咽，穿心莲、黄连解毒清心。诸药相合，可在宣肺通腑、化瘀排痰的基础上增加清热、解毒、护心之效。

82　疫毒闭肺，热入营分，神昏烦躁，舌色绛红，宜子龙宣白承气汤加生地黄、赤芍、水牛角治之。

子龙宣白承气汤加生地黄、赤芍、水牛角方

生石膏 30 g、大黄 3～15 g、杏仁 9 g、瓜蒌 30 g、葶苈子 30 g、地龙 30 g、生地黄 15 g、赤芍 15 g、水牛角 30 g

每日 1 剂，早、晚分服。

条文解析 或因体质偏热，或因失治误治，部分患者在感染寒湿戾气发为疫毒闭肺证时，热毒可内陷入营，表现出发热，或低热，或夜间热甚，神昏烦躁，大便干结，口干不欲饮，舌色绛红，少苔，脉弦细数等症。对此，笔者常在子龙宣白承气汤的基础上加生地黄、赤芍、水牛角等清营凉血药物。水牛角咸寒，凉血清心解毒；生地黄甘寒，凉血滋阴生津，一方面助水牛角清热凉血止血，另一方面恢复已失之阴血。赤芍苦寒，清热凉血、活血散瘀。诸药相合，可在宣肺通腑、化瘀排痰的基础上，清营凉血，截断营分证、血分证的发生。

> **案例**
>
> 　　匡某，男，87 岁，2023 年 1 月 12 日线上问诊。感染新冠 10 天，症见咳嗽有痰，咽喉红肿，无呼吸困难，体温正常，大便 10 日未行。舌暗红、有裂纹，苔白厚腻。予子龙宣白承气汤加减：炮附子（先煎）9 g、西洋参（单炖兑入）15 g、山茱萸 15 g、生石膏 15 g、杏仁（后下）9 g、全瓜蒌15 g、生大黄 9 g、葶苈子 15 g、地龙 15 g、陈皮 12 g、桃仁 12 g。患者服药 1 周后咳嗽消失、偶尔咳痰，精神好转、咽喉红肿稍有好转，大便仍未行。舌暗红、有裂纹，苔黄厚腻，底部瘀滞。上方西洋参加至 30 g，山茱萸加至30 g，全瓜蒌加至 30 g，生大黄加至 18 g，地龙加至 30 g，加生地黄 30 g、赤芍 30 g。服用 1 周后患者精神状态好转、咽喉红肿好转，咳嗽气喘消失，大便通畅，每日 1～2 行，小便正常。

83 老年肺炎，阴分不足，高热持续，尤易伤阴致脱。汗出喘息，宜子龙宣白承气汤合增液汤加西洋参、山茱萸治之。

　　子龙宣白承气汤合增液汤加西洋参、山茱萸方

　　生石膏 30 g、大黄 3～15 g、杏仁 9 g、全瓜蒌 30 g、葶苈子 30 g、地龙 30 g、生地黄 30 g、麦冬 15 g、玄参 12 g、西洋参 15 g、山茱萸 30 g

　　每日 1 剂，早、晚分服。

条文解析 老年人素体阴虚，在感染寒湿戾气后容易化热化燥。生高热继之进一步耗气伤津，则尤易发生阴竭阳脱之证，可见汗出、喘息等症。对此，当需在子龙宣白承气汤宣肺通腑、化痰通络的基础上，合增液汤救将竭之阴，加西洋参、山茱萸敛欲脱之阳。

　　方解　子龙宣白承气汤方解同前。增液汤出自《温病条辨》，原文言道："阳明温病，无上焦证，数日不大便，当下之，若其人阴素虚，不可行承气者，增液汤主之。"该方功在滋阴润燥、增水行舟，是治疗阴虚便秘的主方。子龙宣白承气汤合增液汤加西洋参、山茱萸，可在宣肺通腑、化瘀排痰的基础上增加滋阴润燥、益气固脱之功，预防"脱证"的发生。

案例

　　患者，老年男性，既往有高血压、冠状动脉粥样硬化性心脏病、心房颤动病史。2022年12月下旬感染新冠，12天后出现胸闷喘憋而入院，症见喘憋气短，不能平卧，诊断为心力衰竭。予糖皮质激素、强心、营养支持治疗后病情有所好转。刻下症：咳嗽白痰，喘憋，夜晚加重，不能平卧，不思饮食，每日只能进食少量饮食，大便日1次，黄色软便。舌暗红，苔白，部分白燥苔（图3-4），脉沉细。予子龙宣白承气汤加减：西洋参（单炖兑入）30 g、山茱萸30 g、生石膏15 g、杏仁9 g（后下）、全瓜蒌30 g、生大黄6 g、葶苈子15 g、地龙15 g、陈皮12 g、桃仁12 g。6剂，日1剂，早、晚饭前分服。服药后食欲大增，精神逐渐好转，大便日1～2次，色黄质软，舌苔渐多。

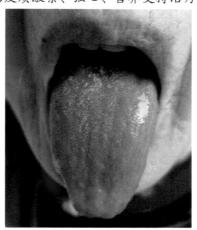

图3-4　患者入院时舌苔

84　老年或素体阴虚之人，感受寒湿疫毒，高热后肝肾之阴大伤，症见手足蠕动或瘛疭，心慌心悸或心中憺憺大动；甚则气阴欲脱，症见形消神倦，齿黑唇裂，舌干绛或光绛无苔，脉虚数。治以咸寒滋肾阴之法，宜三甲复脉汤加生龙齿、炒酸枣仁、山茱萸治之。

　　三甲复脉汤加生龙齿、炒酸枣仁、山茱萸方

　　炙甘草12 g、生地黄30 g、白芍15 g、麦冬15 g、阿胶9 g（烊化）、火麻仁15 g、生牡蛎30 g、生鳖甲30 g、生龟甲30 g、生龙齿15 g、炒酸枣仁30 g、山茱萸30 g

每日 1 剂，早、晚分服。

条文解析 寒湿疫虽以伤阳为主线，但老年阴分不足或素体阴虚之人，在感受寒湿疫毒后可化热化燥，又因高热而更伤阴分，出现肝肾之阴大伤的表现，如手足蠕动或瘛疭，心慌心悸或心中憺憺大动等症，甚者可见形消神倦、齿黑唇裂、舌干绛或光绛无苔、脉虚数等气阴欲脱之症。治以咸寒滋肾阴之法，方用三甲复脉汤加生龙齿、炒酸枣仁、山茱萸。

方解 三甲复脉汤出自《温病条辨》，功可滋阴息风，主治温病后期水不涵木、虚风内动之候。原文言道："下焦温病，热深厥甚，脉细促，心中憺憺大动，甚则心中痛者，三甲复脉汤主之。"又言："燥久伤及肝肾之阴，上盛下虚，昼凉夜热，或干咳，或不咳，甚则痉厥者，三甲复脉汤主之。"方中生地黄、麦冬、火麻仁、炙甘草味甘滋润，以补肺脾之阴；白芍、炒酸枣仁、山茱萸味酸性润，以补肝阴，兼具安神敛阳之功；阿胶、生牡蛎、生鳖甲、生龟甲、生龙齿味咸性润质重，可补肾阴，兼具潜阳、安神、息风之功。诸药合用，可大补中下焦之阴，滋阴潜阳，息风止痉。

案例

常某，老年男性，2023 年 2 月 9 日线上就诊。感染新冠后出现咳嗽、咯白色稀黏痰，形体消瘦，精神体力尚可，食欲尚可。口唇红暗，舌干绛、形细瘦、有裂纹，苔少。予三甲复脉汤加减：生牡蛎 30 g、龟甲 30 g、醋鳖甲 30 g、西洋参 15 g、北沙参 30 g、淫羊藿 12 g、生地黄 30 g、焦三仙各 9 g、降香 9 g、地龙 15 g、炒酸枣仁 30 g、生姜 3 片、大枣 3 枚。服用 9 剂后，诸症向好。

85 老年患疫，邪盛正虚，症状隐匿，虽无发热，或有咳喘，但 CT 检查已见"白肺"。此"白肺"非为炎症风暴所致之"阳证白肺"，而为寒湿痰饮所致之"阴证白肺"，治以散寒化湿、宣肺通腑、活血通络利水之法。偏实者，宜子龙宣白承气汤合小青龙汤治之；偏虚者，宜子龙宣白承气汤加西洋参治之。

子龙宣白承气汤合小青龙汤方

麻黄 9～15 g、白芍 9～15 g、细辛 3～6 g、干姜 9～15 g、炙甘草 9～15 g、桂枝 9～15 g、五味子 3～6 g、清半夏 9～15 g、生石膏 30 g、大黄 3～15 g、杏仁 9 g、瓜蒌 30 g、葶苈子 30 g、地龙 30 g

每日 1 剂，早、晚分服。

子龙宣白承气汤加西洋参方

生石膏 30 g、大黄 3～15 g、杏仁 9 g、瓜蒌 30 g、葶苈子 30 g、地龙 30 g、西洋参 9 g

每日 1 剂，早、晚分服。

条文解析　寒湿疫闭阶段，除以上所述的疫毒闭肺"热化"情况外，还可出现"白肺"表现。对于年老体弱、慢病缠身、免疫力低下之人，在感染寒湿戾气后，因邪盛正虚、无力抗邪、故部分患者症状隐匿，虽然没有高热，甚至不发热，咳喘亦比较轻微，但 CT 检查已是"白肺"表现。笔者将这种"白肺"称为"阴证白肺"，其不同于炎症风暴所诱发，且伴有热、痰、咳、喘的"阳证白肺"。"阴证白肺"是寒湿痰饮蓄积的结果，其打破了"白肺"即为炎症的认知。治疗时，"阳证白肺"要清热解毒，"阴证白肺"则需从寒湿痰饮入手，大胆使用散寒化湿、宣肺通腑、活血通络利水之法。偏实者，用子龙宣白承气汤合小青龙汤温肺蠲饮、化痰通腑以治之；偏虚者，用子龙宣白承气汤加西洋参化痰通腑、益气通络以治之。西洋参补气养阴，补而不燥，配合子龙宣白承气汤，可祛邪而不伤正，偏虚者更宜。

方解　子龙宣白承气汤方解同前。小青龙汤出自《伤寒论》，原文言道："伤寒表不解，心下有水气，干呕，发热而咳，或渴，或利，或噎，或小便不利、少腹满，或喘者，小青龙汤主之。"又言："伤寒，心下有水气，咳而微喘，发热不渴。服汤已渴者，此寒去欲解也。小青龙汤主之。"小青龙汤是外散风寒、内除痰饮的名方。方中麻黄、桂枝相须为君，发汗散寒以解表邪，且麻黄又能宣发肺气而平喘咳，桂枝化气行水以利里饮。干姜、细辛为臣，温肺化饮，兼助麻、桂解表祛邪。然而素有痰饮，脾肺本虚，若纯用辛温发散，恐耗伤肺气，故佐以五味子敛肺止咳、芍药和养营血，二药与辛散之品相配，一散一收，既可增强止咳平喘之功，又可制约诸药辛散温燥太过之弊；半夏燥湿化痰，和胃降逆，亦为佐药。炙甘草兼为佐使之药，既可益气和中，又能调和辛散酸收之品。诸药配伍严谨，散中有收，开中有合，使风寒解，水饮去，宣降复，则诸症自平。

86　肺中湿邪弥漫，肺炎发展迅速，当以温药和之。宜苓桂术甘汤合葶苈大枣泻肺汤加地龙、川贝母、陈皮治之。

苓桂术甘汤合葶苈大枣泻肺汤加地龙、川贝母、陈皮方

茯苓12 g、桂枝9 g、生白术6 g、炙甘草6 g、葶苈子30 g、地龙30 g、川贝母粉6 g（冲服）、陈皮12 g、大枣12 g

每日1剂，早、晚分服。

条文解析 "阴证白肺"患者"热化"不明显，而以寒湿痰饮闭阻肺气为主要矛盾者，肺中水湿弥漫，痰饮聚集，渗出严重。治疗时可参照"痰饮病"来辨治，以温药和之，用苓桂术甘汤合葶苈大枣泻肺汤加地龙、川贝母粉、陈皮温肺涤痰、活血通络来治疗。

方解 苓桂术甘汤出自《金匮要略·痰饮咳嗽病脉证并治》原文言道："心下有痰饮，胸胁支满，目眩，苓桂术甘汤主之。"又言："夫短气有微饮，当从小便去之，苓桂术甘汤主之，肾气丸亦主之。"方中茯苓淡渗，逐饮出下窍，因利而去，故以为君。桂枝通阳输水走皮毛，从汗而解，故以为臣。白术燥湿，佐茯苓消痰以除支满。甘草补中，佐桂枝建土以制水邪也。

葶苈大枣泻肺汤出自《金匮要略》，原书言道："肺痈，喘不得卧，葶苈大枣泻肺汤主之。"又言："支饮不得息，葶苈大枣泻肺汤主之。"本方功在泻肺祛痰、利水平喘，可治疗肺痈、肺胀、气喘等病症。方中葶苈子主要用于痰涎壅肺，咳嗽喘促之实证，具有泻肺、消痰、平喘的作用。葶苈子性猛，故用大枣甘温缓其药力，使祛邪而不伤正。二方合用，加地龙、川贝母粉、陈皮，可共奏温肺化饮、泻肺涤痰、活血通络之功效。

第三节　脱

87 脱者，肺气内闭，宗气外脱，甚者阴阳离决。寒湿疫转危之兆也。

条文解析 闭阶段之寒湿疫，若得不到及时正确的治疗，寒湿戾气将继续深入，进入脱阶段。此期邪气闭塞肺络，宗气欲脱于外，病情恶化，呼吸衰竭，甚至出现喘脱危症。此期病机，以内闭外脱为要。患者多见咳痰喘促，呼吸窘迫，或需要辅助通气，脉疾多汗，甚者二便失禁、肢冷厥脱、昏迷或烦躁，舌质紫暗，苔厚腻或燥，脉浮大无根。内闭者，疫毒深入脏腑，闭塞气机，故见咳痰喘促，呼吸困难，舌质紫暗，苔厚腻或燥等症。外脱者，全身阳气不足，心、肺、脾、肾阳气暴脱，尤以心、肺二脏为要。《灵枢·邪客》言："宗气积于胸中，出于喉咙，以贯心脉，而行呼吸焉。"宗气外脱故见呼吸困难、动辄气喘、神昏烦躁、脉浮大无根等症；阳气固摄无权、温煦失职，故见汗出肢冷、二便失禁等症。若内闭外脱未能及时纠正，则阴阳即将离决，危及生命。此期本是生死一瞬，但在呼吸机、血管活性药物等生命支持下，较之古代已不尽相同，当代中医当详查病史、熟知现代医学机制而作出判断。

88　咳痰喘促，呼吸窘迫，脉疾多汗，甚者二便失禁、晕厥、厥脱、昏迷。破格子龙宣白承气汤主之。

破格子龙宣白承气汤

人参 15～30 g、炮附子 15～30 g（先煎）、干姜 30 g、山茱萸 30～60 g、生石膏 30～60 g、大黄 6～15 g、杏仁 9 g、瓜蒌 30 g、葶苈子 30 g、地龙 30 g、桃仁 9 g、陈皮 9 g

每日 1 剂，早、晚分服。

条文解析　或因病势急重，或因年高体衰，或因失治误治，可使寒湿疫由闭至脱。寒湿疫脱阶段，痰瘀疫毒闭阻肺络，肺部气体交换面积骤降，体内外气体交换受限，血氧饱和度下降，故见咳痰喘促，甚则呼吸窘迫；肺主气、心主血，喘促加重，气病及血，气血循环障碍，故出现脉率加快；汗为心液，心气将脱，故多汗；宗气脱于上，不能下济于肾，肾主二便，下焦约束无权，故见二便失禁；戾毒伤肺犯脾，宗气化源不足，或邪毒炽盛损伤正气，宗气欲绝，将脱于外，形成内闭外脱之势，神闭失养而见晕厥、昏迷之象。此期病情危重，若救治不及，则元气耗竭，阴阳离决，而见厥脱之症。此期当破格救心回阳救逆以固脱，宣白承气宣上通下以开闭，方用破格子龙宣白承气汤。

方解　破格子龙宣白承气汤是笔者为新冠危重症患者所拟定的处方，临床收效良好。此方乃子龙宣白承气汤合破格救心汤化裁而成。子龙宣白承气汤方解同前。破格救心汤方为李可老中医制定的用于治疗急性心力衰竭的名方，由炮附子、干姜、炙甘草、红参、山茱萸、生龙骨、生牡蛎、生磁石组成，具有破阴回阳、益气固脱之功。二方合用，内可开肺气之闭，外可固宗气之脱。方中以参附汤大补元阳，加干姜，意取四逆汤以救逆回阳，加山茱萸合人参、炮附子以益气固脱；同时以杏仁、瓜蒌、陈皮走气道，宣肺通痹、理气化痰；以地龙、桃仁走血道，活血化瘀通络；以葶苈子走水道，泻肺化痰利水；以生大黄通腑泻热，祛邪启闭、通顺阳明。诸药共奏大补元阳、益气固脱、宣肺通腑、化痰平喘之功。

案例 1

患者，老年女性，2022 年 12 月 30 日网诊。亲属诉患者病危，于 ICU 治疗，呼吸机辅助通气，昏迷，日尿量 900 ml，输血 400 ml。予破格子龙宣白承气汤加减：西洋参 30 g、制附子 30 g（先煎 2 小时）、干姜 30 g、山茱萸 30 g、生石膏 15 g、杏仁 9 g（后下）、全瓜蒌 30 g、生大黄 9 g、葶苈子 30 g、地龙 30 g、陈皮 15 g、桃仁 15 g。6 剂，每日 1 剂，分 3 次早、中、晚饭前鼻饲。服药后尿量 3000 ml，氧分压保持在 90%~100%。

案例 2

于某，男，64 岁，2023 年 1 月 12 日初诊。患者感染新冠，10 天前出现胸闷，气短，乏力，间断发热，体温波动在 37~38℃，无寒战，偶有干咳，未予重视及就诊。昨日胸闷气短加重，行肺 CT 检查后诊断为"肺炎"，行厄他培南抗感染、炎琥宁清热解毒、吸氧等对症治疗，未见明显好转。刻下症：胸闷，气短，活动后加重，偶有干咳，乏力，发热，体温 37.3℃，纳、寐可，二便调，舌暗红苔白腻脉沉。动脉血氧分压 58 mmHg，动脉血二氧化碳分压 35 mmHg。予破格子龙宣白承气汤加减：黑顺片 30 g（先煎）、干姜 15 g、炙甘草 15 g、杏仁 10 g、大黄 6 g、瓜蒌 20 g、葶苈子 20 g、地龙 10 g、茯苓 60 g。服 3 剂后诉胸闷气短症状较前明显好转，偶有干咳，乏力，发热，纳、寐可，二便调，舌红，苔薄白略腻，脉略沉。肺 CT 示双肺炎症较前明显减低（图 3-5）。血气分析：动脉血氧分压 76 mmHg，动脉血二氧化碳分压 39 mmHg。继予原方加槟榔 10 g、生白术 30 g、炒白术 30 g、大腹皮 15 g、猪苓 20 g、桂枝 20 g、百部 20 g，巩固治疗。

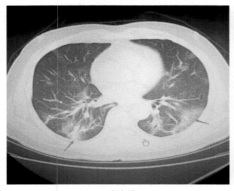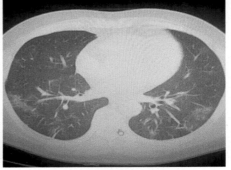

治疗前　　　　　　　　　　　　治疗后

图 3-5　患者服药前后肺部 CT 炎症吸收效果对比

89　喘脱，大汗出，宜破格子龙宣白承气汤加煅龙骨、煅牡蛎治之。

破格子龙宣白承气汤加煅龙骨、煅牡蛎方

人参 15～30 g、炮附子 15～30 g（先煎）、干姜 30 g、山茱萸 30～60 g、生石膏 30～60 g、大黄 6～15 g、杏仁 9 g、瓜蒌 30 g、葶苈子 30 g、地龙 30 g、桃仁 9 g、陈皮 9 g、煅龙骨 30～60 g、煅牡蛎 30～60 g

每日 1 剂，早、晚分服。

条文解析　寒湿疫脱阶段，肺闭而喘，呼吸困难，久则宗气脱于外。若心阳暴脱，则见大汗淋漓之症，宜在破格子龙宣白承气汤的基础上加煅龙骨、煅牡蛎以固脱敛阳。

方解　破格子龙宣白承气汤方解同前。煅龙骨，味甘涩，性平，《本草从新》云："龙骨……能收敛浮越之正气……止汗、定喘、敛疮，皆涩以止脱之义。"牡蛎煅用亦有很好的收敛作用，《本草备要》云："涩以收脱，治遗精崩带，止嗽敛汗，固大小肠。"此二药常用量为 30～60 g，二者同用可增强收敛止汗之效，临证亦可根据出汗之严重程度权衡剂量。

90　喘脱，热闭神昏，宜破格子龙宣白承气汤酌加温病三宝治之。

破格子龙宣白承气汤　同前

温病三宝

安宫牛黄丸、至宝丹、紫雪丹

结合临床具体症状选用温病三宝，按说明配合破格子龙宣白承气汤使用。

条文解析　寒湿疫脱阶段，若"内闭"以热闭神昏为主要矛盾，且伴有高热、神昏、谵语等症者，宜在破格子龙宣白承气汤的基础上配合使用温病三宝。

方解　破格子龙宣白承气汤方解同前。安宫牛黄丸出自《温病条辨》，具有清热解毒、镇惊开窍之功效，可用于热病邪入心包所致之高热惊厥、神昏谵语等症。至宝丹出自《太平惠民和剂局方》，具有清热开窍、化浊解毒之功效，可用于治疗温病痰热内闭心包证所致之神昏不语、身热烦躁、痰盛气粗等症。紫雪丹亦出自《太平惠民和剂局方》，具有清热解毒、镇痉息风、开窍定惊之功效，可用于治疗温热病热邪内陷心包所致之高热烦躁、神昏谵语、抽风痉厥、口渴唇焦、尿赤便闭等症。在破格子龙宣白承气汤的基础上，配合"温病三宝"，可增强开闭之功、醒神之效。

91 喘脱，寒闭神昏，宜破格子龙宣白承气汤加苏合香丸治之。

苏合香丸

按说明配合破格子龙宣白承气汤使用。

条文解析 寒湿疫脱阶段，若"内闭"以寒闭神昏为主要矛盾，寒湿痰浊或秽浊之气闭阻心窍，致使心神失用，外见面青、身凉、苔白、脉迟等症。治疗时宜在破格子龙宣白承气汤的基础上，配合使用温开之苏合香丸。

方解 破格子龙宣白承气汤方解同前。苏合香丸出自《广济方》，芳香开窍、行气止痛，可用于治疗寒湿痰浊或秽浊之气闭塞气机，蒙蔽清窍所致之突然昏倒、牙关紧闭、不省人事、面白、肢冷、苔白、脉迟等症。方中苏合香、安息香善透窍逐秽化浊，开闭醒神；麝香、冰片开窍通闭，辟秽化浊，善通全身诸窍，共为君药。香附、丁香、青木香、沉香、白檀香辛香行气，调畅气血，温通降逆，宣窍开郁，使气降则痰降，气顺则痰消；乳香行气兼活血，使气血运行通畅，共为臣药。本方集10种香药于一方，开窍启闭，为方之主体。荜茇温中散寒，增强诸香药行气开郁之功；心为火脏，不受辛热之气，故配水牛角清心解毒，以防热药上扰神明，其性虽凉，但其气清香透发，寒而不遏；朱砂镇心安神；白术健脾和中，燥湿化浊；诃黎勒（诃子）温涩敛气，以防辛香走窜耗散太过，共为佐药。诸药合用，既可增强芳香开窍与行气止痛之效，又可防止香散耗气伤正之弊，配伍得当。在破格子龙宣白承气汤的基础上，配合苏合香丸，可增强辟秽化浊、开闭醒神之效。

92 喘脱，四肢逆冷，势成厥脱，宜破格子龙宣白承气汤加参附汤、生脉饮治之。

破格子龙宣白承气汤加参附汤、生脉饮方

人参 30～60 g、炮附子 30～90 g（先煎）、干姜 30 g、山茱萸 30

～60 g、麦冬 30 g、生石膏 15 g、大黄 6～15 g、杏仁 9 g、瓜蒌 15～30 g、葶苈子 30 g、地龙 30 g、桃仁 9 g、陈皮 9 g、煅龙骨 30～60 g、煅牡蛎 30～60 g

破格子龙宣白承气汤加参附、生脉者，意在重用人参、炮附子。每日 1 剂，早、晚分服。

条文解析 《伤寒论》言："凡厥者，阴阳气不相顺接，便为厥。厥者，手足逆冷是也。"寒湿疫脱阶段之甚者，内闭外脱，阴阳不相顺接，而现厥逆之症，并可出现厥脱之态势，症见四肢厥冷、呼吸浅促、冷汗淋漓、脉细微欲绝等。此时当在破格子龙宣白承气汤基础上加参附汤急救其阳、急固其脱，加生脉饮急救其阴。

方解 《圣济总录》《世医得效方》《重订严氏济生方》均载有参附汤，皆由人参、炮附子组成，功可回阳、益气、固脱，可用于产后阳脱、滑泻不固、下痢鲜血、四肢厥逆、冷汗淋漓、呼吸微弱、脉微欲绝等阳气暴脱之症。生脉饮出自《医学启源》，具有益气生津、敛阴止汗之功效，可用于治疗气阴耗伤所致之汗多神疲、体倦乏力、气短懒言、咽干口渴等症。在破格子龙宣白承气汤的基础上重用参附汤、生脉饮，意在增强益气固脱之功效。

📝 案例

患者，女，89 岁。2022 年 10 月 17 日感染新冠，发热，体温 38.5℃，咳嗽，咳黄黏痰，逐渐出现气喘气憋，呼吸困难。10 月 24 日诊断为新冠肺炎重症，Ⅱ型呼吸衰竭，呼吸性酸中毒，心房颤动，心功能不全，低钠血症，低蛋白血症，轻度贫血。给予气管插管，呼吸机辅助通气。11 月 9 日患者陷入深度昏迷，格拉斯哥昏迷量表（GCS）3 分，头面部、颈部、周身重度水肿，气管内、口腔内大量泡沫分泌物，大小便失禁。两肺听诊大水泡音。舌无法检查，右脉沉弱，左脉小弦。予破格子龙宣白承气汤合参附汤加减：红参 30 g、制附子 30 g、干姜 30 g、生黄芪 60 g、山茱萸 30 g、生大黄 9 g、瓜蒌皮 15 g、杏仁 9 g、陈皮 15 g、葶苈子 30 g、地龙 30 g、桃仁 15 g、茯苓 120 g、泽泻 30 g、大腹皮 15 g。6 剂，每日 1 剂，早、中、晚饭前鼻饲给药。服药后喘脱减轻，水肿明显好转，手脚冰凉减轻，精神有所好转。

93 喘脱，肝脏受损，面黄而晦暗，一身尽肿者，此阴黄、阴水也。宜茵陈蒿汤去栀子加赤芍、炮附子、干姜。

茵陈蒿汤去栀子加赤芍、炮附子、干姜方

茵陈 30 g、生大黄 9 g、赤芍 30 g、炮附子 15 g（先煎）、干姜 15 g

每日 1 剂，早、晚分服。

条文解析 寒湿疫以伤阳为主线，疾病后期，脾肾之阳受损，寒湿内阻，肝胆受郁，胆液不循常道，随血泛溢，发为阴黄之症，肝胆素有疾病者，尤易发生此症。脾肾阳气受损，寒湿凝滞三焦水道，水液不运，一身尽肿，发为阴水之症，肾脏素有疾病者，尤易发生此症。治疗时当温阳益气、利湿退黄，方用茵陈蒿汤去栀子加赤芍、炮附子、干姜。

方解 茵陈蒿汤出自《伤寒论》，为治疗湿热黄疸的代表方。方中茵陈用量独重，善清脾胃肝胆湿热，是治疗黄疸要药而为君药。配大黄泻热通便，清热利胆，使湿热从大便而去。寒湿疫以伤阳为主线，寒湿为阴，戕杀阳气，治疗宜始终顾护阳气，既要重视阳气量之充足，又要注重阳气运行之通畅。故去苦寒之栀子，加赤芍活血化瘀、通利肝胆；加炮附子、干姜取四逆汤之意，温脾肾之阳，于寒湿疫危重喘脱之期更有温阳回阳之效。

94 寒湿疫"阴证白肺"，年老体衰或久病失治者，可发为寒湿入营之证。寒湿入营，肺络闭阻，可致喘脱，病势危重，症见面色㿠白、心悸、水肿、肢冷、溏泻、舌晦暗底瘀，D-二聚体升高、凝血机制障碍等亦可作为重要提示。此时需首辨寒热，不能见营血分证即诊断为温邪所致，而给予一派凉血解毒之药。当以回阳散寒化湿、活血化瘀通络为正治，并佐以宣肺通腑，予破格子龙宣白承气汤加减治之。

破格子龙宣白承气汤 同前

条文解析 该条承接闭阶段之第 85、86 条，为"阴证白肺"的危重情况。老年人年高体衰，在感染寒湿戾气后，心脾肾阳气大伤，寒湿内盛。寒湿戾气深入，继生痰饮瘀血，肺络闭阻，毒入营血，发为"寒湿入营"证。关于寒湿入营，《濒湖脉学》中言道："涩缘血少或伤精，反胃亡阳汗雨淋；寒湿入营为血痹，女人非孕即无经。"因此，寒湿入营，即为寒湿邪气伏于营分、凝血致瘀之见证。寒湿入营可无发热，但有咳喘短气、D-二聚体升高等症，CT 检查亦是多见"白肺"。但由于营分证、血分证多见于温病的惯性思维，我们往往将外感病所伴发的凝血通通判定为温病的营分证和血分证，进而给予一派凉血解毒之品。通过对新冠危重症的大量诊疗，笔者切实发现寒湿亦可凝血致瘀，发为寒湿入营证，此时若不分寒热，必会导致病情加重，使患者病情雪上加霜。对此，我常以回阳散寒化湿、活血化瘀通络为法，佐以宣肺通腑，用破格子龙宣白承气汤加减治疗。

方解　同前。

案例

患者，女，82岁，2022年12月20日以新冠危重症收治入院。主诉：反复发作性头晕5月余，加重伴发热、气喘6天。患者6天前，突发低热，最高可38℃，服用布洛芬1片后逐渐退热，并伴有咳痰、气喘、气促及全身肌肉酸痛不适。今晨再次出现低热，伴恶心，呕吐胃内容物。患者既往有高血压病史32年，高脂血症病史32年，糖尿病病史7年，脑梗死病史5年，冠心病病史1年，心力衰竭。入院后给予哌拉西林他唑巴坦钠4.5 g，每8小时1次，抗感染，奈玛特韦/利托拉韦抗病毒5天，甲泼尼龙24 g口服，肝素0.4 ml抗凝，氧疗，吸氧浓度每分钟4 L，双抗（阿司匹林+硫酸氢氯吡格雷），阿托伐他汀20 mg，单硝酸异山梨酯40 mg，每日1次，呋塞米20 mg口服，氨溴索化痰治疗，中成药鲜竹沥口服液、尿毒清颗粒。2022年12月29日查血常规：白细胞11.36×10^9/L、中性粒细胞10.53×10^9/L、血红蛋白98 g/L↓；心肌酶：肌红蛋白100 ng/ml↑，肌钙蛋白115 ng/ml↑；BNP 2048 pg/ml↑；凝血指标：纤维蛋白原危急值8.8 g/L↑↑、D-二聚体1.66 μg/ml↑。30日晚至31日上午大便5次，黄色稀糊样便，约500 ml，便常规未见异常。2023年1月1日血常规：白细胞9.17×10^9/L、中性粒细胞7.62×10^9/L、血红蛋白113 g/L、纤维蛋白原6.22 g/L↑↑、D-二聚体1.24 μg/ml↑。2023年1月2日初诊，刻下症：嗜睡，精神倦怠，咳嗽，少痰，憋喘，端坐呼吸，大便每日5~6次，稀水样便，大小便同出，四末不温，舌淡苔白水滑，舌体胖大，脉沉，双下肢无水肿。治以益气回阳固脱，祛湿化痰通络为法。处方：人参片15 g、黑顺片15 g（先煎）、干姜15 g、生黄芪30 g、桂枝15 g、茯苓60 g、葶苈子10 g、地龙30 g、生磁石20 g、醋五味子15 g、降香15 g、酒萸黄30 g、竹茹12 g、陈皮9 g、沉香1 g。7剂，浓煎100 ml，鼻饲。2023

年 1 月 4 日复查血常规：白细胞 9.26×10^9/L、中性粒细胞 6.93×10^9/L、血红蛋白 114 g/L、纤维蛋白原 5.41 g/L↑、D-二聚体 0.68 μg/ml。服药后，每日排黄色稀便约 2 次，量约 150 ml，约服药 3 剂后患者嗜睡程度较前好转，咳嗽咳痰较前减轻，服药 7 剂后，患者嗜睡程度较前明显好转，神志转清，闷喘症状未再反复，纤维蛋白原逐渐恢复至正常。

第四节　虚

95　虚者，邪气渐退，正气来复，损伤修复阶段也。

条文解析　虚阶段是寒湿疫的收尾阶段，即恢复期，此时邪气渐退，正气渐复。然残余之邪气，损伤之脏腑功能，耗损之气血阴阳，林林总总，皆需进一步康复治疗，以防瘥后复发。

96　寒湿疫，虚阶段，除邪务尽，以防庚伏而生他证。《温疫论》曰："余邪留伏，不惟目下淹缠，日后必变生异证。"

条文解析　在寒湿疫虚阶段，若有余毒残留，如仍有咳嗽、乏力、纳差、心悸、舌苔厚腻等症，则务必坚壁清野、斩草除根，以防炉火虽灭、死灰复燃，缠绵难愈，甚至变生他症。毒邪留而不去，伏于脏腑经络，容易形成痼疾，其病因外感而发，或待时而作，变化多端，表现形式多样。

97　寒湿疫，虚阶段，若余毒残留于膜原，可伺机而发，病证反复。《温疫论》曰："若无故自复者，以伏邪未尽，此名自复，当问前得某证，所发亦某证，稍与前药，以彻其余邪，自然获愈。"

条文解析　在寒湿疫虚阶段，若有余毒残留膜原，其可伺机而发，导致"复阳"。若病情反复，经久不愈，可为"长阳"。故在寒湿疫虚阶段，若有余毒未清之征象，则需继续开达膜原，除邪务尽，绝不能仅将患者症状的缓解作为判断寒湿戾气是否除尽的唯一依据。《温疫论》中将这种情况称为"自复"，并指出复发之症与先前之症相同，则可继予前药治疗，以彻底清除余邪，则能自然获愈。

98　寒湿疫，虚阶段，余邪未尽，正气尚虚，迁延而复作，病状似前，此为"疫复"，即吴又可所述之"表里分传再分传"也。

条文解析　寒湿疫虚阶段，余邪残留膜原而不净，正气亏虚无力驱邪，邪正势均力敌而胶着缠绵，故疾病往往迁延。倘若余邪蓄势而强于正气，则可使病症反复。虽然之前已有表里分传的表现，但是此时仍可再次出现相同的传播途径，而表现相似的临床症状，这种现象称为"疫复"，也就是《温疫论》中所述之"表里分传再分传"。

99　寒湿疫瘥后，营卫虽和，表疏膜弱，阳气未秘，当首避风寒，谨防感冒，以防"疫复"。

条文解析　寒湿疫恢复期应注重瘥后防复。营卫为后天水谷精微所化，清者为营，浊者为卫，营为阴，卫为阳。卫气属阳，可以温分肉，肥腠理，正如《素问·生气通天论》所言："阳者，卫外而为固也。"寒湿疫以伤阳为主线，因此在寒湿疫恢复期，虽营卫调和，但腠理疏松，膜原薄弱，不能有效抵御外界风寒邪气的侵袭。故应注重防护，首避风寒，防止感冒。否则，新邪引动旧邪，发生"疫复"，而使病情缠绵不愈。同时，应注重调养脾胃，化生营卫，充足气血，加快机体康复。

100　湿为阴邪，重浊黏腻。若阳气亏虚，则湿邪难除。判断湿邪有无，舌象最准。舌之湿象不净，病即未愈。宜追加服用除湿中药，不可姑息，恐日久转为"脏腑风湿"。

条文解析　湿邪主要源于两处，一为外邪，一为内生。外感湿邪主要表现为头身困重，四肢酸楚等；内生之湿是肺、脾、肾、三焦功能减退的病理产物，主要表现为腹胀嗳气，脘闷痞满，大便黏滞，女性白带浑浊等。但二者皆为阴邪，且呈现出黏滞、缠绵、沉重的属性。故湿邪侵袭，最伤阳气，若遇素体阳虚者，湿邪为患，更加缠绵难愈，且每遇外感而病情加重。寒湿疫虚阶段，亦是最怕湿毒残留，导致病情反复缠绵。判断湿邪是否残余，舌象最准，若见舌体胖大、边有齿痕、舌苔厚腻等寒湿征象，则需追加除湿中药，除邪务尽。若姑息养奸，则湿越盛而阳越虚，风寒湿盘踞体内，而发为"脏腑风湿"。

"脏腑风湿"是笔者早年结合《内经》之"痹证"和"伏邪"理论提出的

一个新学说。该学说指出，机体在感受风寒湿邪之后，或伤及皮表，渐传五体，甚至内传脏腑；或通过口鼻等官窍而直中脏腑。病邪盘踞经络，痹阻气血，形成痰瘀，进而造成五体或脏腑结构、功能的异常。另外，潜伏盘踞之风寒湿邪，与痰瘀互结，成为"伏邪"，而后可在外邪的引动下反复发作，缠绵难愈。脏腑风湿虽冠以脏腑之名，实则代表着一身上下、表里内外诸处之风寒湿病，是各类风寒湿病的概称。在寒湿疫虚阶段，若不能彻底清除余邪，则有可能发为慢性脏腑风湿病，缠绵反复，变证丛生。

101　寒湿体质，年老体弱，舌淡红或淡胖，或有齿痕，苔白腻或腐腻，最易长阳、复阳、轮阳。在除湿基础上，小达原饮合麻黄附子细辛汤，鼓舞阳气，驱邪外出。

　　小达原饮合麻黄附子细辛汤方

　　厚朴 15 g、焦槟榔 9 g、煨草果 9 g、生姜 15 g、麻黄 9 g、炮附子 15 g（先煎）、细辛 3～6 g

　　每日 1 剂，早、晚饭后分服，7 日为 1 个疗程。

　　条文解析　寒湿疫整体以"伤阳"为主线，若病家因体内寒湿偏盛或年老体弱等原因而素体阳虚，表现为舌淡红或淡胖，或有齿痕，苔白腻或腐腻等征象者，则更加容易为寒湿戾气所侵袭，也更加容易长阳、复阳、轮阳，正如《灵枢·百病始生》所云："两虚相得，乃客其形。""长阳"即指感染新冠后抗原或核酸迟迟不能转阴，持续存在正邪交争而不能痊愈；"复阳"则是转阴后在短时间内又再次检测出阳性，乃是人体正邪之争中正气短暂占据优势，但由于气候环境、饮食起居以及邪气盛衰的变化又再次扭转正邪态势所致；"轮阳"是指转阴获得痊愈后，再次感染检测出阳性，本因正气素虚，则病愈后再次感邪，仍旧无力祛邪外出，出现反复感邪致病的情况。

　　方解　小达原饮方解同前。麻黄附子细辛汤出自《伤寒论·辨少阴病脉证并治》，原方为阳虚之人复感外寒而设。方中麻黄辛温发汗以解表，逐邪于外；附子辛热，温肾助阳以补虚，且可振奋阳气，鼓邪达外；细辛芳香气浓，性善走窜，通彻表里，既能助麻黄解表，又可协附子温里。三药并用，补散兼施。此方助阳解表，恰适用于寒湿体质或年老体弱之人，振奋阳气以祛邪。二方合用，正合素体阳虚之人复感寒湿疫毒之病机，助阳散邪，分消寒湿，开达膜原，使正邪交争之颓势扭转，疫邪乃除。

案例

肖某，男，87 岁，2023 年 1 月 6 日病房会诊。既往糖尿病病史 30 年，患肺癌 3 个月。感染新冠半月余，刻下症：卧床，精神状态差，打嗝不止，乏力，气短，咳嗽，痰少色白难咯，鼻导管吸氧，氧饱和度 88%，心率 60 次/分，无汗，大便溏，尿可，鼻饲饮食，嗜睡，舌暗润苔白腻，脉沉弱，予小达原饮合麻黄附子细辛汤方加减：麻黄 10 g、细辛 10 g、炮附子 15 g（先煎）、红参 10 g、茯苓 30 g、苍术 30 g、姜半夏 30 g、陈皮 10 g、砂仁 10 g、桂枝 25 g、杏仁 10 g、干姜 10 g、炙甘草 15 g、槟榔 10 g、厚朴 15 g、白芍 15 g。7 剂，日 3 次，水煎服。1 月 13 日由家属推轮椅到门诊复诊，称服药后精神状态明显好转，服药 1 天后打嗝消失，其他诸症亦好转，心率 80 次/分，不用吸氧，氧饱和度 95%。现痰阻咽中，原方加炮附子至 30 g，加葶苈子 30 g 续服。

102 余毒未清，气血亏虚，神疲乏力，焦虑抑郁，舌苔厚腻，宜正虚邪恋方治之。

正虚邪恋方

槟榔 9 g、厚朴 9 g、煨草果 9 g、生黄芪 30 g、丹参 15 g、淫羊藿 9 g、土茯苓 45 g、马鞭草 15 g、生姜 30 g

每日 1 剂，早、晚饭后分服，7 日为 1 个疗程。

条文解析　寒湿疫恢复期，毒邪大势虽去，但人体气血耗伤，自是神疲乏力、焦虑抑郁。此时万不可大意轻敌，但见舌苔厚腻，须知余毒尚存，不可因百废待兴而直投大补之剂，反助余邪重燃，诸症复起，新症丛生，正如《温热论》所言："恐炉烟虽熄，灰中有火也。"此时人体气血已伤，邪气残存，脏腑功能未复，痰浊瘀滞为患。郁于肝，肝失疏泄则见焦虑抑郁；碍于脾，中焦运化失调则见舌苔厚腻。处方用药当祛邪兼顾扶正，治以正虚邪恋方。

方解　本方为笔者在新疆抗疫期间为新冠恢复期患者而设，方中槟榔、煨草果、厚朴、生姜为小达原饮，功在散寒化湿、辟秽化浊、清除余邪；淫羊藿、土茯苓温肾健脾而去寒湿，马鞭草、丹参活血而通瘀滞，加之生黄芪补气升阳以助正气渐复。诸药合用，既逐稽留之余邪，又兼顾脏腑、气血之亏虚。相较之下，本方仍重在祛邪，盖寒湿疫者，寒疫合秽湿为乱，湿性黏滞难去，易留而为患。此时扶正乃是助散寒化湿、荡涤余邪之力，补益非急于当下，若寒湿恋而不去，根之不除，邪气难消，正气不复，非借用补益药物之力可及。

103

余毒未清，反复发热，咳嗽咳痰，口苦口腻，舌体胖大，舌苔厚腻，宜小达原饮合三仁汤治之。

小达原饮合三仁汤方

厚朴15 g、槟榔9 g、煨草果9 g、生姜9 g、杏仁9 g、滑石15 g、白通草6 g、白蔻仁6 g、竹叶9 g、生薏苡仁15 g、法半夏9 g

每日1剂，早、晚饭后分服，7日为1个疗程。

条文解析 本条为寒湿疫虚阶段中，以邪伏膜原、寒湿蕴热、三焦气机不利为主要特点的情况。此时寒湿疫毒虽经治疗而消减，然膜原之处仍有寒湿戾气残存，时而出表与正气相争，故见反复发热；时而入里影响脏腑功能，生湿成痰，有碍正气恢复。膜原为三焦之门户，邪伏膜原，三焦亦气机不利。上焦不利，肺气上逆，可见咳嗽咳痰；中焦不运，湿浊内生，故见口腻、舌苔厚腻、舌体胖大。寒湿伏郁日久，有化热趋势，火热上扰，症见口苦。治宜开达膜原、宣畅三焦，方用小达原饮合三仁汤治疗。

方解 小达原饮方解同前。因本条病机中包含寒湿化热的层面，但程度尚浅，不宜清利太过而伤正，故用三仁汤宣畅三焦气机、分消三焦湿浊，实为祛邪不伤正之法。方中杏仁宣通上焦气机，白蔻仁化中焦湿滞，薏苡仁健脾渗湿，使湿邪从下焦而去，伍以通草、滑石、竹叶清热利湿，厚朴行气导滞。两方合用，使膜原邪气溃散、三焦气机恢复，余邪尽除，正气得复，疾病乃愈。

104

余毒未清，寒湿困脾，中焦升降失和，症见脘痞腹胀，恶心呕吐，时腹自痛，便溏泄泻，舌体胖大，舌苔白腻，宜附子理中丸合旋覆代赭汤治之。

附子理中丸合旋覆代赭汤方

炮附子9 g（先煎）、干姜9 g、生白术15 g、茯苓15 g、人参9 g、旋覆花12 g（先煎）、煨代赭石12 g（先煎）、炙甘草6 g

每日1剂，早、晚饭后分服，7日为1个疗程。

条文解析 本条为寒湿疫虚阶段中，以寒湿困脾、升降失司为主要特点的情况。寒湿未清，留困太阴，脾胃中焦阳气不振，致使升降功能失司。《素问·阴阳应象大论》载："清气在下，则生飧泄。浊气在上，则生䐜胀。"中焦不运则痞满腹胀、食欲不振，甚则腹痛；浊阴上犯，则恶心呕吐；清阳下泄，脾虚生湿，则便溏泄泻。治宜温中散寒除湿、升清降浊理气，方用附子理中丸合旋覆代赭汤治疗。

方解 附子理中丸出自《太平惠民和剂局方》，为理中丸加炮附子而成。《伤寒论》载："大病差后，喜唾，久不了了者，胸上有寒，当以丸药（理中丸）温之""霍乱，头痛，发热……寒多，不用水者，理中丸主之"。理中丸功在温中阳、益脾气、助运化，更加炮附子增强扶阳之力、运阳之功。旋覆代赭汤出自《伤寒论》，原文言道："伤寒，发汗，若吐，若下，解后心下痞硬，噫气不除者，旋复花代赭汤主之。"该方功在燮理中焦气机，化水饮，调升降，益胃气。两方合用，脾胃同调，升降同运，使中阳温，脾气足，气机畅，清浊有序，则正气来复，余毒自除。

案例

患者，女，26 岁。在新冠恢复期突然出现不明原因呕吐，每日呕吐胃内容物 6～7 次，伴腹痛，发热 37.7℃，自行服用藿香正气水后未见好转，舌淡苔白腻（图 3-6）。予附子理中丸合旋覆代赭汤加减：制附子 30 g（先煎）、生晒参 15 g（单煎兑入）、生炙甘草各 6 g、炒白术 15 g、生姜 30 g、干姜 30 g、吴茱萸 15 g、苏梗 6 g、藿梗 6 g、旋覆花 15 g、葛根 30 g、黄芩 15 g、川黄连 15 g、云茯苓 30 g、葶苈子 15 g、大枣 16 枚、槟榔 9 g、厚朴 9 g、草果 9 g。2 剂，第一天 1 剂，第二天半剂，第三天半剂。服用 1 剂后，症状大减，未再呕吐，腹痛消失，发热消失，稍有恶心，稍有腹胀。3 日后诸症消失。

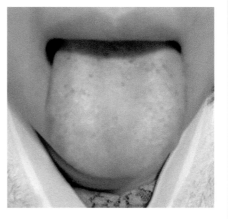

图 3-6 患者就诊时舌象

105 余毒未清，肺气郁滞，症见低热，盗汗，微咳，胸闷，心悸，口苦，纳差，舌红，苔腻或黄腻，脉濡数。宜肺毒清合剂。

肺毒清合剂

柴胡9g、黄芩15g、桂枝9g、赤白芍各15g、炙甘草6g、煅龙牡各15g、西洋参9g、北沙参15g、半夏9g、陈皮9g、神曲9g、茯苓15g

每日1剂，早、晚饭后分服，7日为1个疗程。

条文解析 本条文介绍在寒湿疫虚阶段中，以肺气郁滞、营卫不和、虚热内扰为主要特点的情况。寒湿疫毒残留膜原，郁滞肺气，则见微咳、胸闷；肺主气，肺气郁滞则中焦亦受牵连，不能受纳水谷，故见纳差。此时病程已久，气血阴阳俱亏，营卫不和、腠理不固，故见低热、盗汗；而本条还强调气阴两虚、虚热内扰的情况，故见心悸、口苦、舌红；虚热与湿相合，故见口苦、苔腻或黄腻、脉濡数。治宜开郁化湿、调和营卫、酸寒益阴，方用肺毒清合剂治疗。

方解 肺毒清合剂是笔者在武汉疫情期间为新冠恢复期患者而设，为我国《新冠肺炎出院患者主要功能障碍康复治疗方案》所收录。本方由小柴胡汤、桂枝加龙骨牡蛎汤为底方加减化裁而成。小柴胡汤出自《伤寒论》，此方升降相因，寒温同用，补泻兼施，最能升发少阳郁闭之气，通调津液，虽不为治肺专方，但用之可以调畅郁滞之肺气，能奏通调三焦之效。桂枝加龙骨牡蛎汤出自《金匮要略》，原文言道："夫失精家，少腹弦急，阴头寒，目眩，发落，脉极虚芤迟，为清谷、亡血、失精。脉得诸芤动微紧，男子失精，女子梦交，桂枝加龙骨牡蛎汤主之。"方中桂枝、芍药调和营卫，赤白芍同用，合炙甘草，可起到酸甘益阴之效；龙骨、牡蛎，镇潜浮阳、宁心止悸。方中又加西洋参、北沙参，益气养阴生津，且无敛邪之弊；陈皮、茯苓、神曲，取二陈汤之意，旨在增强化湿导滞之效。郁滞既消，营卫调和，津液畅达，则虚热自除、余邪可清。

106 余毒未清，湿热上蕴，口疮疱疹，宜甘草泻心汤加生薏苡仁、蒲公英治之。

甘草泻心汤加生薏苡仁、蒲公英方

生甘草 30 g、黄芩 15 g、黄连 9 g、干姜 9 g、清半夏 9 g、生薏苡仁 30 g、蒲公英 15 g、大枣 9 g

每日 1 剂，早、晚饭后分服，7 日为 1 个疗程。

条文解析　本条为寒湿疫虚阶段中，以湿热上扰、毒邪内蕴为主要特点的情况。寒湿疫恢复期，余毒残留膜原，酿湿化热，留于心脾，循经上扰，导致口舌生疮，正如《圣济总录》所载："口疮者，由心脾有热，气冲上焦，熏发口舌，故作疮也。"治宜清热解毒、健脾利湿，方用甘草泻心汤加生薏苡仁、蒲公英治疗。

方解　甘草泻心汤出自《金匮要略·百合狐惑阴阳毒病证治》，原文言道："狐惑之为病，状如伤寒，默默欲眠，目不得闭，卧起不安，蚀于喉为惑，蚀于阴为狐，不欲饮食，恶闻食臭，其面目乍赤、乍黑、乍白。蚀于上部则声喝，甘草泻心汤主之。"甘草泻心汤加生薏苡仁、蒲公英有清热化湿解毒之功效，可用于治疗中焦湿热、内蕴成毒之症。方中生甘草为君药重在清热泻火，与黄芩、黄连、蒲公英相配，可清热解毒、泻火燥湿，解邪正交争之热；与姜、夏相伍，辛开苦降，解湿热互结之痞；大枣与生甘草相配，药力平缓，益气补中，加生薏苡仁健脾渗湿利水，扶正而不壅滞。诸药合用，热毒清解、湿邪不生、中焦健运，疱疹、溃疡可愈。

案例

秦某，中年女性，2022 年 12 月 18 日线上就诊。新冠感染恢复期出现乏力、气短、腹泻、口腔疱疹、头痛、咽干、腰腿疼痛等症，舌红苔薄白，有齿痕，予甘草泻心汤加减：生甘草 15 g、黄连 4.5 g、黄芩 9 g、清半夏 9 g、生薏苡仁 30 g、蒲公英 30 g、茯苓 30 g、生姜 3 片、大枣 3 枚。早、晚分服，患者服用 3 剂后诉疱疹消失。

107　余毒未清，热扰阴分，盗汗难眠，舌红脉数，宜当归六黄汤或知柏地黄丸加炒酸枣仁、煅龙牡治之。

当归六黄汤加炒酸枣仁、煅龙牡方

当归 15 g、黄芩 15 g、黄连 9 g、黄柏 15 g、熟地黄 15 g、生地黄 30 g、黄芪 15 g、煅龙牡各 30 g、炒酸枣仁 15 g

每日 1 剂，早、晚饭后分服，7 日为 1 个疗程。

知柏地黄丸加炒酸枣仁、煅龙牡方

知母 15 g、黄柏 15 g、生地黄 30 g、山茱萸 15 g、山药 15 g、牡丹皮 9 g、茯苓 9 g、泽泻 9 g、煅龙牡各 30 g、炒酸枣仁 15 g

每日 1 剂，早、晚饭后分服，7 日为 1 个疗程。

条文解析 本条为寒湿疫虚阶段中，以热扰阴分、阴阳失交为主要特点的情况。寒湿疫虽以伤阳为主线，但若素体郁热较重，或遣方开达膜原不力，则寒湿余毒由膜原深传入里，寒湿郁而化热，伤及阴分；或疾病初期过度发汗，耗伤阴液，致津亏热结。此时虚火伏于阴分，寐则卫气行于阴，助长阴分伏火，两阴相加，迫使营阴外泄，即为盗汗。阴虚则卫气行于阳而难以入阴，阴阳失交，故难眠；舌红脉数亦为阴虚内热之征。治宜滋阴清热，潜阳安神，方用当归六黄汤或知柏地黄丸加炒酸枣仁、煅龙牡治疗。

方解 当归六黄汤出自《兰室秘藏》，为治盗汗之名方，方中当归、生地黄、熟地黄滋阴养血补阴，黄芩、黄连、黄柏清泻上、中、下三焦之火，使阴分不受虚火所迫而外泄为汗；配伍黄芪，固表止汗。全方以补阴为主，兼有泻火固表之功。营卫和谐，阴分得守则盗汗止。知柏地黄丸方源于《景岳全书》，原名为滋阴八味丸，即六味地黄丸加知母、黄柏。肾为一身阴阳之根本，六味地黄丸以熟地黄、山药、山茱萸、茯苓、泽泻及牡丹皮平补肾阴，知母擅入肺、肾两经，清肺热余毒，黄柏归肾及膀胱经，尤擅清下焦虚热。全方滋阴清热，清泄三焦。炒酸枣仁养肝、宁心、安神、敛汗，《本草拾遗》载其"睡多生使，不得睡炒熟"，王好古言其"治胆虚不眠，寒也，炒服；治胆实多睡，热也，生用"。龙骨味甘涩，性平，归心、肝、肾经；牡蛎咸，微寒，归肝、胆、肾经，二药配伍可平肝潜阳，重镇安神，煅用则收敛、固涩及止汗之力更强，为敛汗要药。张锡纯认为"龙骨、牡蛎敛正气而不敛邪气"，故虽余毒未清，用之无虞。当归六黄汤滋阴清热兼顾，而知柏地黄丸以滋阴补肾为主而兼清虚热，临床应辨证应用，配伍炒酸枣仁、煅龙牡标本兼治，增强安神、止汗之功。邪热既除，阴分得安，阴阳交合，寤寐可安。

🗨️ **案例**

患者，中年女性，2023 年 1 月 30 日线上就诊。自诉新冠感染转阴 1 个月后，仍有乏力，动则汗出，饮食尚可，睡眠正常，二便正常。予知柏地黄丸化裁：黄芪 30 g、当归 15 g、淫羊藿 9 g、知母 9 g、黄柏 9 g、生地黄 15 g、煅龙骨 30 g、煅牡蛎 30 g、炒酸枣仁 30 g。6 剂，早、晚分服。患者服用 6 剂后汗出好转。

108 余毒未清，气道高敏，冷气入口，或抽烟刺激，则喉痒呛咳，或阵咳，或夜咳，无痰或清痰，痒咳散主之。

痒咳散

射干9g、炙麻黄6g、干姜9g、清半夏9g、炙紫菀15g、炙款冬花15g、枇杷叶15g、五味子15g、生甘草15g、前胡15g、百部15g、苏子9g、葶苈子15g、地龙15g

每日1剂，早、晚饭后分服，7日为1个疗程。

条文解析　本条为寒湿疫虚阶段中，以寒湿蕴肺、气道高敏为主要特点的情况。寒湿疫恢复期，呼吸道黏膜尚未全复，残破稚嫩，又因疫毒未净，寒湿伏于肺络，郁气冲咽，而使气道高敏，故可因冷暖、异味、油烟等刺激，甚至多言及情绪激动而突发气道痉挛，如咳声连连，喉痒呛咳，夜间咳嗽，痰少色清，甚至哮喘发作，状若蛙鸣等症。

方解　痒咳散是笔者为新冠恢复期痰饮郁肺患者而设的处方，为《新型冠状病毒感染诊疗方案（试行第十版）》所收录。咽喉及气管处的寒湿戾气若未能及时清除，则易湿聚为痰，而成久咳之疾。痒咳散以射干麻黄汤为底方，便是针对寒痰凝聚这一核心病机而设。其中射干消痰开结而利咽喉，炙麻黄散寒宣肺而定喘，辅以炙紫菀、炙款冬花温润化痰、下气止咳，前胡、百部、清半夏降逆下气、祛痰化饮，诸药合用则痰化寒解而久咳之因得以消除。又加干姜温中散寒，佐五味子、生甘草敛肺调中，使散中有收，不致耗损正气。其中重用生甘草之甘缓、五味子之酸敛为本方最大亮点，目的在于对抗过敏之急且痉，并配合化解寒痰之品，以使本方标本同治，效捷而终愈。葶苈子泻肺平喘、利水消肿，地龙化痰通络、降气平喘，为笔者针对新冠病毒感染所致肺炎而设之药对，加入本方更有中西合参、既病防变之意。

💬 **案例**

李某，中年男性，2023年1月10日线上就诊。自诉新冠感染转阴后，遗留咳嗽，痰黄，咽部不利，无发热头痛咽痛，舌红苔薄白。予痒咳散化裁：射干9g、炙麻黄6g、干姜15g、炙紫菀30g、款冬花30g、五味子15g、清半夏9g、前胡15g、百部30g、苏子9g、葶苈子15g、桑白皮30g、北沙参30g、川贝粉4.5g（冲服）。3剂，早、晚分服。患者服用3剂后诉诸症痊愈。

109 余毒未清,皮肤过敏,泛发荨麻疹,眼睑红肿痒,清热化湿解毒抗敏以治之,敏痒散主之。

敏痒散

黄柏30 g、生薏苡仁45 g、淡竹叶30 g、土茯苓60 g、生地黄30 g、赤芍15 g、生甘草15 g、五味子30 g、银柴胡9 g、生姜15 g

每日1剂,早、晚饭后分服,7日为1个疗程。

条文解析 本条为寒湿疫虚阶段中,以上焦湿热、毒蕴肌肤为主要特点的情况。寒湿疫毒残留上焦,蕴而化热,搏及血分,发于皮肤,呈皮肤过敏现象,表现为皮肤瘙痒难忍、遍身大小不等风团、眼睑红肿瘙痒等症。治宜敏痒散利湿解毒调其态,抗敏止痒打其靶。

方解 敏痒散是笔者为新冠恢复期湿热型皮肤过敏患者而设的处方,该方以二妙散、过敏煎为底方加减化裁而成。方中生薏苡仁、土茯苓、淡竹叶皆为淡渗利湿、清凉平润之品,重用则除湿之力宏,且不化燥,亦不伤正。其中生薏苡仁兼能健脾,土茯苓兼可解毒,淡竹叶兼透伏毒。再加黄柏苦寒燥湿,解毒而止痒。四药合力,一扫湿热之困,而解血毒之围。再加生地黄、赤芍清热凉血,可使毒无所匿,疹无所发。五味子、银柴胡意取过敏煎,配合生甘草之缓,使外溢之毒不能兴风作浪,而疹消痒除,是为打靶之品;生姜辛温,以防他药伤胃,为佐药。全方态靶同调,因果兼顾,共奏清热利湿、解毒抗敏之效。

案例

秦某,中年女性,2023年2月1日线上就诊。新冠感染康复后仍有乏力,皮肤过敏,眼及面部红肿痒明显,舌红苔薄白。予敏痒散原方原量,6剂,早、晚分服。服1剂后颜面红肿瘙痒消散大半,眼睑浮肿消失。

110 余毒未清,肠道高敏易激,剧烈呕吐或腹泻,宜藿香正气散合痛泻要方治之。伤津筋挛者,予芍药甘草汤。

藿香正气散合痛泻要方

藿香30 g、大腹皮15 g、白芷9 g、紫苏叶15 g、茯苓30 g、半夏曲9 g、炒白术30 g、陈皮15 g、厚朴15 g、桔梗9 g、生甘草9 g、白芍15 g、防风9 g

每日 1 剂，早、晚饭后分服，7 日为 1 个疗程。

芍药甘草汤

白芍 30 g、炙甘草 15 g

每日 1 剂，早、晚饭后分服，7 日为 1 个疗程。

条文解析 本条为寒湿疫虚阶段中，以寒湿中阻、升降紊乱、胃肠高敏为主要特点的情况。寒湿疫毒残留中焦，伤及脾胃，胃肠高敏。胃失和降则剧烈呕吐，肝气犯脾则腹痛泻利。饮食略有失和则病起如剧，周身稍感寒凉则吐泻无度，一派激惹如风之象，恰似肠易激综合征，宜和中化湿、疏肝祛风，治以藿香正气散合痛泻要方。若病情失治，吐泻过度，津液大伤，而见周身肌肉拘挛，对此西医有补液和补电解质之法，而中医有《伤寒论》芍药甘草汤柔筋缓急之方。

方解 藿香正气散方解同前。痛泻要方出自《丹溪心法》，具有调和肝脾、补脾柔肝、祛湿止泻之功效，主要用于治疗脾虚肝旺所致的泄泻。二方合用，可疏肝祛风、和中化湿，恰合寒湿中阻、胃肠高敏之病机。方中藿香辛温而解在表之风寒，又芳香而化在里之湿浊，且可辟秽和中，降逆止呕；配以紫苏叶、白芷，解表化湿，以助藿香外散风寒，兼化湿浊；半夏曲、陈皮燥湿和胃，降逆止呕，兼助藿香解表化湿。炒白术、茯苓健脾祛湿；厚朴、大腹皮、桔梗行气化湿，畅中消胀。诸药合用，能使风寒外解，湿浊内化，气机通畅，脾胃调和。再加防风、白芍，意取痛泻要方，功在柔肝祛风，进而具有抗敏之效。芍药甘草汤方解同前。

> **案例**
>
> 刘某，中年女性，2022 年 12 月 17 日线上就诊。感染新冠后发热 38℃，咽干堵闷，周身肌肉挛急，怕冷，颜面及双目自觉发热。予藿香正气水，1 次 1 支，每日 3 次。服药 3 天后，余症痊愈，唯诉浑身肌肉跳动，麻痛难忍，整个腹部、腿、手、腰背均有拉扯感。予芍药甘草汤加减：白芍 30 g、木瓜 30 g、炙甘草 15 g。服药 2 剂后诸症明显好转。

111 余毒未清，感官失灵，嗅觉、味觉、听觉、视觉减退或失灵，或有脑雾，苍耳通窍活血汤主之。

苍耳通窍活血汤

苍耳子 9 g、辛夷 9 g、薄荷 3 g、白芷 9 g、川芎 15 g、桃仁 9 g、生黄芪 24 g、泽泻 15 g、杏仁 6 g，麝香 0.2 g（分冲），黄酒 50 ml，老葱白 2 根，生姜 15 g

每日 1 剂，早、晚饭后分服，7 日为 1 个疗程。

条文解析　本条为寒湿疫虚阶段中，以正虚邪恋、瘀阻清窍为主要特点的情况。寒湿疫毒残留膜原，三焦郁滞，清阳不升，顶焦受困，气滞则血瘀，清窍乃不利，故可见嗅觉、味觉、听觉、视觉的减退或失灵，甚至发生脑雾。寒伤营而湿黏滞，故寒湿疫恢复期之感官失灵诸症多涉营血之分，其治除常规通窍药物外，更需加活血化瘀之品。巅顶之上唯风药可达，头面之瘀以通窍活血汤最妙，故拟苍耳通窍活血汤治之。

方解　苍耳通窍活血汤是笔者为新冠恢复期五官功能减退或失灵患者而设的处方，该方由苍耳子散、通窍活血汤为底方化裁而成。苍耳子散出自《济生方》，由苍耳子、辛夷、白芷、薄荷组成，用葱和茶清调服，功在散风邪、通鼻窍、止头痛，主要用于治疗风邪上攻所致的鼻渊。通窍活血汤出自《医林改错》，功在活血、化瘀、通窍，是治疗顶焦血瘀诸症的名方。二方合用，既可散风通窍，亦可活血化瘀。方中苍耳子、辛夷、白芷、薄荷之辛散走气道以通官窍，桃仁、川芎走血道以开瘀散结，与姜、葱、黄酒配伍更能通络开窍，通利气血运行的道路；而辛温走窜之麝香，最能开窍通闭，活血散结，是为点睛之妙药，唯其物品稀少，且价格昂贵，故可酌情应用。血不利则为水，故予杏仁宣肺降气，启上源以通水道，泽泻开下闸以利州都，更以生黄芪益气固表、利水消肿，全方气、血、水三道同调，以通利五官九窍。

案例

张某，女，43 岁，2023 年 1 月 20 日就诊。自诉新冠感染康复后出现口干口渴，乏力，味觉、听觉减退，牙齿咀嚼有松软酸困感和嚼棉花感，活动后见气喘、轻度咳嗽，舌体胖大，苔白厚腻，脉沉细。予苍耳通窍活血汤化裁：苍耳子 15 g、辛夷 9 g、薄荷 10 g、白芷 9 g、川芎 15 g、桃仁 9 g、黄芪 24 g、泽泻 15 g、苦杏仁 6 g、生姜 15 g、丁香 9 g、莪术 15 g、百部 15 g、北沙参 30 g、天花粉 20 g、西洋参 10 g。7 剂，早、晚分服。服药 1 周后，上述诸症均明显改善。继予前方巩固治疗。

112　余毒未清，神经受损，肢体疼痛难忍，黄芪桂枝五物汤加川芎、羌活、独活治之。

黄芪桂枝五物汤加川芎、羌活、独活方

黄芪 30 g、桂枝 15 g、白芍 30 g、生姜 30 g、大枣 15 枚、川芎 15 g、羌活 15～30 g、独活 15～30 g

每日 1 剂，早、晚饭后分服，7 日为 1 个疗程。

条文解析　本条为寒湿疫虚阶段中，以正虚邪恋、毒损经脉为主要特点的情况。寒湿余毒侵袭经脉，不通则痛，若损伤神经，可出现神经循行部位的剧烈疼痛。对此需用黄芪桂枝五物汤加川芎、羌活、独活行气通络、祛风散邪以治之。

方解　黄芪桂枝五物汤出自《金匮要略》，具有益气温经、和血通痹之功效，可用于治疗血痹所致的肌肤麻木不仁、脉微涩而紧等症。方中黄芪为君，甘温益气，补在表之卫气。桂枝散风寒而温经通痹，与黄芪配伍，益气温阳，和血通经。桂枝得黄芪益气而振奋卫阳；黄芪得桂枝，固表而不致留邪。白芍养血和营而通血痹，与桂枝合用，调营卫而和表里，两药为臣。生姜辛温，疏散风邪，以助桂枝之力；大枣甘温，养血益气，以资黄芪、白芍之功；与生姜为伍，又能和营卫，调诸药，以为佐使。再加川芎、羌活、独活祛风散邪、行气止痛。诸药合用，全方共奏益气养血、祛风通络之功。

案例

高某，中年女性，新冠感染康复后出现左侧大腿、臂膀、两耳后高骨阵发性酸困疼痛，极其难耐。予黄芪桂枝五物汤加减：黄芪 30 g、川桂枝 30 g、桑枝 30 g、鸡血藤 30 g、羌独活各 30 g、川芎 15 g、葛根 30 g。服药 30 剂，疼痛痊愈。

113　恢复期肺脾两虚，气短懒言，倦怠乏力，纳差痞满，大便无力，便溏不爽，舌淡胖，苔白腻，脉滑或濡，宜肺脾气虚方。

肺脾气虚方

法半夏 9 g、陈皮 10 g、党参 10 g、炙黄芪 30 g、炒白术 10 g、茯苓 15 g、藿香 10 g、砂仁 6 g、甘草 6 g

每日 1 剂，早、晚饭后分服，7 日为 1 个疗程。

条文解析　本条为寒湿疫虚阶段中，以肺脾气虚为主要特点的情况。寒湿疫毒或出三阳，正邪相争而气耗；或入手足太阴而着，以致肺脾两虚。手太阴主一身之气，肺气不足则气短懒言、倦怠乏力。足太阴主一身之运，脾气亏虚则纳差痞满、大便无力。便溏而不爽者，亦为脾虚以致清阳不升而湿浊不降之故。舌淡苔白，乃寒湿伤阳之象；舌胖苔腻，乃寒湿未化之征；脾为生痰之源，肺为贮痰之器，脉濡湿重，脉滑痰成，皆因脾肺之所伤。

方解　肺脾气虚方是笔者在新冠疫情期间牵头拟定的处方，为《新型冠状病毒肺炎诊疗方案》第六至第九版和第十版《新型冠状病毒感染诊疗方案》所收录，亦为我国《新冠肺炎出院患者主要功能障碍康复治疗方案》所收录，主要用于治疗新冠恢复期肺脾气虚证。该方以香砂六君子汤为底方加减化裁而成，其中换木香为藿香，因后者兼具解表散寒之用，意在祛邪务尽之虑；加炙黄芪大补脾肺之气，亦有强卫固表之意。香砂六君子汤出自《古今名医方论》，其书方解精当，现摘录于下："经曰：壮者气行则愈，怯者着而为病。盖人在气交之中，因气而生，而生气总以胃气为本，若脾胃一有不和，则气便着滞，或痞闷哕呕，或生痰留饮，因而不思饮食，肌肉消瘦，诸证蜂起而形消气息矣。四君子气分之总方也，人参致冲和之气，白术培中宫，茯苓清治节，甘草调五脏，胃气既治，病安从来，然拨乱反正又不能无为而治，必举大行气之品以辅之。则补者不至泥而不行，故加陈皮以利肺金之逆气，半夏以疏脾土之湿气，而痰饮可除也，加木香以行三焦之滞气，缩砂以通脾肾之元气，而膹郁可开也，君得四辅则功力倍宣，四辅奉君则元气大振，相得而益彰矣。"

114　恢复期气阴不足，乏力气短，口干口渴，心悸汗多，纳差，低热或不热，干咳少痰，舌红少津，脉细或虚无力，宜气阴两虚方。

气阴两虚方

南北沙参各 10 g、麦冬 15 g、西洋参 6 g、五味子 6 g、生石膏 15 g、淡竹叶 10 g、桑叶 10 g、芦根 15 g、丹参 15 g、生甘草 6 g

每日 1 剂，早、晚饭后分服，7 日为 1 个疗程。

条文解析　本条为寒湿疫虚阶段中，以气阴两虚为主要特点的情况。寒湿疫入侵膜原，发为九传，正邪交争，诸症并起，其正气耗损自不必言。然寒湿阻表闭经，久则郁热化燥伤阴，或素体阴虚燥热，以致寒湿疫恢复期多有气阴不足之例。气不足则乏力、气短、多汗、纳差、脉虚。阴不足则口渴、心悸、低热、干咳。舌红少津而脉细，亦为气阴两虚之据。治宜益气养阴，可予气阴两虚方。

方解　气阴两虚方亦是笔者在新冠疫情期间牵头拟定的处方，为《新型冠状病毒肺炎诊疗方案》第六至第九版和第十版《新型冠状病毒感染诊疗方案》所收录，亦为我国《新冠肺炎出院患者主要功能障碍康复治疗方案》所收录，主要用于治疗新冠恢复期气阴两虚证。该方由生脉饮及竹叶石膏汤加减化裁而来。将生脉饮之人参，扩增为西洋参、丹参、南沙参、北沙参，其中西洋参专于益气养阴而力宏，南沙参长于补气而不燥，北沙参长于生津而不腻，丹参善于补血而通瘀，四参皆为清凉润泽之品，合用则气阴津血同补，配以麦冬之养阴生津及五味子之酸收，则生脉益气养阴之力更为显著。然湿性缠绵，虽已进入恢复期却恐毒邪未尽、死灰复燃，故加竹叶石膏汤及桑叶、芦根以清透余烬，防止病复。诸药合用，补中寓清，使气阴得复，余邪得除，则病愈也彻。

115　恢复期肺心功能障碍，气短、多汗、心悸、干咳，宜生脉散。

生脉散

西洋参 15 g、麦冬 30 g、五味子 9 g

每日 1 剂，早、晚饭后分服，7 日为 1 个疗程。

条文解析　本条文介绍在寒湿疫虚阶段中，以心肺气阴两虚为主要特点的情况。肺主气，心主血，疫毒侵犯，正气抗邪，激荡耗伤，以致心肺两虚，功能失调，故见乏力、气短、心慌、心悸之症。肺气亏虚，或发散太过，肺失肃降，故作干咳。治宜益气生津、敛阴止汗，予生脉散。

方解　生脉散方解同前。此处用西洋参代替人参，益肺生津之效更宏。麦冬养阴生津，可补充因汗出过多而耗损之阴津，解除咽干口渴之症，且可润肺止咳而治呛咳少痰，与西洋参相合，气阴双补，相得益彰。五味子益气生津，敛阴止汗，既可固气津之外泄，又能收敛耗散之肺气，与参、麦相伍，补、润、敛三法同用，标本兼顾。全方三药配伍，西洋参补气虚之本，麦冬滋不足之阴，五味子敛肺止汗治标，益气、生津、保肺，使元气充，肺阴复，脉归于平。

116 恢复期脾胃功能障碍，乏力、纳差、便溏，宜参苓白术散，香砂六君丸亦可服之。

参苓白术散

人参 9 g、炒白术 30 g、茯苓 30 g、白扁豆 30 g、山药 30 g、炒薏苡仁 15 g、生甘草 9 g、桔梗 9 g、莲子 15 g、砂仁 9 g

每日 1 剂，早、晚饭后分服，7 日为 1 个疗程。

香砂六君丸

木香 6 g、砂仁 9 g、陈皮 9 g、法半夏 9 g、党参 30 g、炒白术 30 g、茯苓 30 g、炙甘草 9 g

每日 1 剂，早、晚饭后分服，7 日为 1 个疗程。

条文解析 本条为寒湿疫虚阶段中，以脾胃气虚为主要特点的情况。脾主运化而升清，胃主受纳而腐熟，寒湿疫以伤阳为主线，脾胃之阳受损，受纳运化失权，故现纳差、便溏。脾胃为水谷之海，气血生化之源，脾胃功能障碍则气血亏虚，故见周身乏力、倦怠。治宜益气健脾、祛湿止泻，予参苓白术散、香砂六君丸。

方解 参苓白术散出自《太平惠民和剂局方》，是培土生金的代表方，在四君子汤基础上加山药、莲子、白扁豆、薏苡仁、砂仁、桔梗而成。四君子汤以补气为主，为治脾胃气虚的基础方。方中人参补五脏气，炒白术健脾燥湿，茯苓健脾利湿，三药合用，可使脾气得充、脾湿得除。山药补脾养胃，生津益肺，补肾涩精。莲子养心，益肾，补脾。二药共助上三味健脾益气，兼能补肺益肾，还可止泻。白扁豆健脾化湿，炒薏苡仁健脾渗湿，兼能止泻，清热排脓。二药共助炒白术之燥湿，茯苓之利湿，使湿气从二便而去。砂仁不仅醒脾，还能和胃化滞，桔梗利肠胃，补血气，宣肺祛痰。甘草健脾和中，调和诸药。全方补中气，渗湿浊，行气滞，使脾气健运，湿邪得去。

香砂六君丸中党参味甘性平，益气健脾，补中养胃，为君药。炒白术甘温而兼苦燥之性，甘温补气，苦燥健脾，与党参相协，益气补脾之力益著，为臣药。茯苓甘淡健脾渗湿，与白术相伍，前者补中健脾，守而不走，后者渗湿助运，走而不守，二者相辅相成，健脾助运之功益彰。陈皮理气调中、燥湿化痰，木香行气调中止痛，法半夏燥湿化痰和胃，砂仁化湿行气、温中止泻，生姜、大枣调和脾胃，为佐药。炙甘草味甘益气，调和诸药，为使药。全方配伍，共奏益气健脾和胃之功。

117 恢复期睡眠情绪障碍，烦躁失眠，情绪低落，时有心悸，宜安神定悸方。

安神定悸方

炒酸枣仁 30 g、川芎 15 g、川黄连 6 g、炙甘草 9 g、茯神 30 g、淫羊藿 12 g、檀香 6 g、地龙 9 g、炒白术 9 g、生姜 9 g

每日 1 剂，早、晚饭后分服，7 日为 1 个疗程。

条文解析　本条文介绍在寒湿疫虚阶段中，以心血亏虚、心络郁阻为主要特点的情况。《素问·灵兰秘典论》言："膻中者，臣使之官，喜乐出焉。"感寒湿日久化热伤阴，心血亏虚、心脉失养，或疫毒邪热侵犯胸中包络，以至于血脉不周，神失其所，故见心悸失眠。心神浮游，或毒热扰心，故烦躁不安。寒湿伤阳，心阳不足，推动乏力，故情绪低落、郁郁寡欢。治宜养血通络、安神定悸，予安神定悸方。

方解　安神定悸方是笔者为新冠恢复期失眠患者所设之方。该方以酸枣仁汤为基础方。酸枣仁汤出自《金匮要略》，原文言道"虚劳虚烦不得眠，酸枣仁汤主之"，《圣济总录》中言"治大病后及虚劳不得眠，酸枣仁汤方"。本方去寒润之知母，加苦寒之川黄连，其意一则川黄连之苦兼有燥湿之功，与缠绵之湿邪最为相应，二则川黄连有稳心之效，为心悸、心慌之靶药，改茯苓为茯神亦为此意。另外，酸枣仁甘酸质润，入心、脾、肝、胆经，能养血补肝，宁心安神，是为失眠心悸之靶药；炙甘草性味甘平，归心、肺、脾、胃经，具有和中缓急、调和诸药之效。对于抑郁状态，笔者认为"扶阳则阴霾自散，壮火则忧郁自除"，故加淫羊藿以振奋阳气、解除抑郁，同时该药具有调节免疫和内分泌、抗抑郁的药理作用，是改善神经-内分泌-免疫网络衰退的要药。檀香为气络之药，辛香走窜；地龙为血络之药，破血逐瘀；川芎为血中气药，活血行气。恢复期多表现为虚态，故加炒白术、生姜益气健脾。全方寒热并用，气血共调，攻补兼施，药简效捷。

> 案例
>
> 　　患者，中年女性。新冠感染康复后失眠1个月余，每晚醒三四次，再难入睡，舌色偏暗，舌苔薄白腻（图3-7）。予安神定悸方加减：炒酸枣仁45 g、川芎15 g、知母15 g、炙甘草9 g、茯神30 g、黄芪24 g、淫羊藿9 g、檀香6 g、葶苈子9 g、地龙9 g、炒白术9 g、生姜3片、大枣3枚。8剂，每天1剂，晚饭后、睡前各服1次。患者服药前多梦，夜间醒2次，醒后入眠容易；服药4天仍多梦，夜间醒1次，醒后入眠容易；服药第8天，睡眠恢复正常。

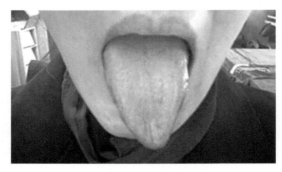

图3-7　患者就诊时舌象

118 恢复期痰瘀阻络，肺脏纤维化，或肺功能受损，胸闷胸痛，心悸心慌，气短乏力，咳嗽，舌紫暗或有瘀斑、瘀点，舌下脉络纡曲，苔薄白，脉涩弱，宜芪麦肺络平合剂。

芪麦肺络平合剂

黄芪15 g、党参9 g、麸炒白术9 g、南沙参9 g、北沙参9 g、麦冬15 g、陈皮9 g、茯苓15 g、法半夏6 g、丹参9 g、浙贝母3 g、水蛭3 g、土鳖虫3 g、甘草6 g、炒山楂3 g、炒六神曲3 g、炒麦芽3 g、山药9 g

每日1剂，早、晚饭后分服，7日为1个疗程。

条文解析　本条文介绍在寒湿疫虚阶段中，以肺气亏虚、肺络郁阻为主要特点的情况。寒湿疫日久，或体虚年迈，或邪气过重，或失治误治，或久病伤正、久病多瘀、久病入络，以致病灶修复不完全，遗留肺纤维化及肺功能受损，其病机以痰瘀阻络为核心。痰瘀滞于胸中，肺气失宣，胸阳不振，则气短乏力、心慌胸闷，或咳嗽。经络不通，不通则痛，故见胸痛。痰瘀久留，损伤肺络，故舌紫暗或有瘀斑，舌下脉络迂曲，脉涩。治宜化痰通络，兼顾肺脾之气阴两虚，宜芪麦肺络平合剂缓缓图之。

方解　芪麦肺络平合剂是笔者在武汉疫情期间为新冠恢复期肺功能受损和肺纤维化患者而设之处方，为我国《新冠肺炎出院患者主要功能障碍康复治疗方案》所收录。该方以沙参麦冬汤、补中益气汤、六君子汤为底方，加浙贝母、水蛭、土鳖虫等活血化痰通络药物而成。方中黄芪、党参、麸炒白术健脾益气，陈皮、茯苓、法半夏理气燥湿化痰，炒山楂、炒六神曲、炒麦芽健脾和胃消食，从不同的角度益肺脾之气；南北沙参、麦冬养阴清肺，益胃生津，山药生津益肺，补脾养胃，浙贝母清热化痰止咳，从不同的角度养肺脾之阴；丹参、水蛭、土鳖虫活血通经祛瘀；佐以甘草益气补中，祛痰止咳，缓和药性。全方共奏健脾祛湿、益气养阴、活血通络之功。我们团队的随机对照试验（RCT）临床研究证明该方对新冠感染后遗性肺纤维化安全有效，并通过系列基础实验发现，该方可以通过阻断 TGF-β/Smad3 信号通路、抑制线粒体复合物 I 介导的氧化应激而发挥抗肺纤维化的药理作用。

案例

易某，男，55 岁。2020 年 5 月 18 日入组"芪麦肺络平合剂改善新型冠状病毒肺炎恢复期肺功能的随机双盲、平行对照、多中心临床研究"。入组时症见胸憋气短、咳嗽、汗出。2020 年 5 月 13 日肺部 CT 平扫示双肺纹理增多，双肺内见斑片状磨玻璃样密度增高影，部分纤维化改变，右肺中叶有少许支气管扩张；气管及支气管通畅；纵隔及气管隆突前未见明显肿大淋巴结影，心影不大，双侧胸腔未见明显积液。予芪麦肺络平合剂口服，每次 40 ml，早、中、晚各一次。服药 24 周后，患者胸憋气短、咳嗽、汗出等症状消失，肺部 CT 示双肺野透亮度增高，纤维条索状及磨玻璃影范围缩小、密度减低，较前有所好转。

119　恢复期营卫失和，自汗恶风，或有盗汗，收汗散主之。

收汗散

川桂枝 15 g，白芍 15 g，炙甘草 9 g，黄芪 24 g，黑顺片 9 g，煅龙牡各 30 g，生姜 3 片，大枣 3 枚每日 1 剂，早、晚饭后分服，7 日为 1 个疗程。

条文解析 本条文介绍在寒湿疫虚阶段中，以营卫失和、卫阳虚弱为主要特点的情况。寒湿戾气由膜原而外传出表，表证虽解，但营卫失和，故见自汗、盗汗。寒湿伤阳，卫阳不固，故汗出而恶风。宜益气温阳、调和营卫治其态，收敛止汗打其靶。

方解 收汗散是笔者为新冠感染恢复期自汗患者而设之处方，由桂枝加黄芪汤、桂枝加附子汤、桂枝加龙骨牡蛎汤合用而成。方中黄芪益气固表；川桂枝、白芍两药合用，一散一收，调和营卫；姜、枣相合，可以升腾脾胃升发之气而调和营卫；《伤寒论》中言道："太阳病，发汗，遂漏不止，其人恶风，小便难，四肢微急，难以屈伸者，桂枝加附子汤主之。"清代王子接在《绛雪园古方选注》中对桂枝加附子汤进行了注释，言道："桂枝加附子汤治外亡阳而内液脱，熟附虽能补阳，终属燥液，四肢难以屈伸，其为液燥骨属不利矣。仲景以桂枝汤轻扬力薄，必借附子刚烈之性，直走内外，急急温经复阳，使汗不得外泄以救液也。"其言明附子在方中有不可取代的地位。虽桂枝可温阳益卫，然力微势缓。附子辛烈，善走窜，走而不守，通行十二经脉，快速扶阳散寒，激发人体正气，顾护卫表。《岳美中医案集》中云："龙骨牡蛎，能摄纳飞越之阳气，能戢敛簸摇之阴气。"煅龙牡可治阴阳乖离之病，既可收敛浮越之阳气，治泄淋溺等阳不能固阴之证，又可固摄阴精，治遗精、自汗、盗汗、惊狂等阴不能守阳之属。煅龙牡收敛固涩之力强，故加用此二药治疗汗证，可起到事半功倍之效。汗证乃阴阳失和，治疗重在和阴阳，使阴平阳秘，营卫各司其位，诸症悉除。

案例

孙某，女，66 岁。患者 2022 年 12 月初因新冠感染而出现发热，持续 1 天，5 天后咳嗽等症消失。18 天前因洗澡而反复发热，伴乏力，胸闷气短，畏寒怕冷，出冷汗，口干口苦，味觉减退，纳差，寐可，小便可，大便稀。2022 年 12 月 30 日胸部螺旋 CT 示双肺炎症。予收汗散加减：桂枝 30 g、白芍 30 g、炙甘草 15 g、生姜 15 g、大枣 15 g、附片 30 g、浮小麦 30 g、茯苓 30 g、炒苍术 30 g、炒白术 30 g、苦杏仁 10 g、厚朴 10 g、大腹皮 15 g。5 剂。患者服药后体温正常，乏力消失，胸闷气短明显减轻，畏寒怕冷消失，冷汗减少，口干口苦减轻，味觉减退，纳差明显改善，寐可，小便可，大便成形。胸部 CT 片对比示双肺炎症较前吸收。上方改附片 15 g、茯苓 45 g，加葶苈子 15 g、地龙 10 g，7 剂，继续巩固治疗。

120　恢复期津液不足，筋肉失养，手足抽搐，面肌、腹肌痉挛，宜芍药甘草汤加木瓜。

芍药甘草汤加木瓜方　同前

条文解析　本条为寒湿疫虚阶段中，以阴津受损、筋肉痉挛为主要特点的情况。寒湿疫恢复期，或因前期高热汗出，或因郁热化火伤津，或失治伤阴等，导致体内津液亏耗，不能濡养筋脉肌肉，而见手足抽搐，面肌、腹肌痉挛等症，可予芍药甘草加木瓜汤酸甘化阴、缓急止痛。

方解　同前。

案例　参考第 68 条、第 110 条。

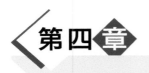

第四章

杂 论

121 寒湿戾气，经口鼻而传，需佩戴口罩以防护。然佩戴既久，影响通气，吐故纳新受阻，尤以 N95 口罩为甚，可见头晕头痛、失眠焦虑、胸闷憋气、食欲不振、周身不适等。清气摄入不足，浊气排出不利，气滞血瘀，心肺受累，脾胃等脏腑失调。当以参芪类方补气，逍遥、瓜蒌类方行气，丹参、三七、红景天之品养血活血散瘀。

条文解析 寒湿戾气，以呼吸道为主要感染途径，需佩戴口罩以防护。N95口罩防护效能最优，然而长时间佩戴，会使呼吸道阻力增大，增加呼吸肌做功，影响肺的通气功能，从而出现头晕头痛、焦虑失眠、胸闷憋气、食欲不振、周身不适等类似缺氧表现。口罩屏障阻碍机体从自然界获取清气，身体的清阳升发不逮，浊气呼出受阻，升降失常，无力推动气血运行，故气滞血瘀，阻于上窍，则头面官窍不利，心肺受累而胸膺胀满；浊气阻于中焦，则脾胃脏腑失调；清阳不升，则四肢百骸失养而见肢体倦怠乏力。此时当以参芪类方剂补气，以逍遥、瓜蒌类方剂行气，或者用丹参、三七、红景天之类的中药养血活血散瘀，以开胸膺之痹，复周身气血之运行。

122 慢性肾脏病水肿患者，感染寒湿疫毒，身热体痛，乏力少汗，肿势增而小便不利，此表寒不解而水饮内盛故也。治宜解表散寒、温化水饮，使疫毒自表而解、水饮自内而消。脉浮滑者，越婢加术汤主之；脉沉者，麻黄附子汤合苓桂术甘汤主之；若余邪未清，尿浊反复不去，合升降散升清降浊，通合内外，使邪去、浊清、肿消而解。

越婢加术汤

麻黄 12 g、生石膏 30 g、生姜 9 g、炙甘草 6 g、生白术 12 g、大枣 6 枚

　　每日 1 剂，早、晚分服。

麻黄附子汤

麻黄 9 g、炮附子 6～9 g、生甘草 6 g

　　每日 1 剂，早、晚分服。

苓桂术甘汤

茯苓 12 g、桂枝 9 g、生白术 6 g、炙甘草 6 g

　　每日 1 剂，早、晚分服。

升降散

僵蚕 9 g、蝉蜕 6 g、酒大黄 9 g、姜黄 9 g

　　每日 1 剂，早、晚分服。

　　条文解析　本条文源自真实案例，旨在分享慢性肾脏病患者在感染新冠后的发病情况和辨治方法。慢性肾脏病患者，尤其是肾病综合征患者，素体既病水湿之患，又感寒湿疫毒。寒湿之邪困表，阻遏肺气通畅条达，肺失治节而不能通调水道，脾失健运，肾失开阖，而致水湿更甚，可见发热，身体疼痛，乏力少汗，小便量减少，水肿加重等症。治疗当以解表散寒、温化水饮为法，使寒湿疫毒从表而解，水饮之邪自内而消。脉浮滑者，此为邪正交争于外、素体不虚且有郁热之象，越婢加术汤主之。形寒体肿而脉沉者，此为素体阳虚、寒饮内盛之象，治当温化水饮，重在健脾温肾，麻黄附子汤合苓桂术甘汤主之；如余邪未清，尿浊（尿蛋白）反复不去，此时当调畅气机，合升降散升清降浊，通合内外，使邪去、浊清、肿消。

　　方解　苓桂术甘汤、升降散方解同前。

　　越婢加术汤出自《金匮要略》，为越婢汤加白术而成，可治"肉极"与"里水"，方中麻黄、生姜清肺泻热，开玄府以泄肌表之水；与生石膏相伍，寒温相制，清肺胃邪热，散在表郁热；佐以生白术，实脾除湿；再以炙甘草、大枣补益中气，缓中和胃。全方共奏散风清热、宣肺利水之功。

　　麻黄附子汤出自《金匮要略》，主散寒温阳，利水消肿。言"水之为病，其脉沉小，属少阴；浮者为风；无水，虚胀者为气。水，发其汗即已。脉沉者宜麻黄附子汤，浮者宜杏子汤"。方中麻黄行宣肺平喘、利水消肿之功，炮附子温肾阳，化气行水，再以生甘草调中护正，制约炮附子、麻黄温燥发散之性，温化与发散并施，能使肺肾协调，水去肿消。

案例

周某，男，31岁，因"双下肢水肿1年"于2020年6月17日来北京某中医院就诊。患者1年前无明显诱因出现双下肢水肿，曾就诊于外院口服中药治疗，24小时尿蛋白定量未见明显变化。2020年5月26日经肾穿刺示膜性肾病Ⅰ～Ⅱ期，慢性肾小管间质性肾炎，伴缺血性肾损害及肾小球肥大。予利妥昔单抗100 mg静脉滴注、醋酸泼尼松龙40 mg（每日1次）联合复方环磷酰胺50 mg（每日1次）口服2周。否认高血压、糖尿病、冠心病病史。辅助检查：24小时UTP 22.4 g，ALB 17.2 g/L。尿常规：PRO +++。血清抗PLA2R抗体：184.1 U/ml。服麻黄附子汤合防己茯苓汤化裁3个月后水肿消退，2年后24小时UTP降至1.6 g。2023年1月感染新冠病毒后出现发热，最高体温41℃。刻下症：恶寒，无汗，乏力，下肢微肿，身体疼痛，腰痛尤甚，食欲不振，舌淡暗苔黄腻，脉寸弱关尺细滑。辅助检查：24小时UTP 0.8 g，ALB 44.6 g/L，Scr 66.9 μmol/L。予麻黄附子汤合苓桂术甘汤加减：生麻黄15 g、黑顺片10 g、茯苓30 g、炒白术20 g、生甘草15 g、柴胡20 g、黄芩15 g、生石膏45 g、桂枝15 g、干姜6 g。3剂，每日1剂，水煎，早、晚分服。3剂药后热退，无发热恶寒，仍有乏力，食欲不振，遂继服3剂巩固。余未诉特殊不适，后多次随访复查24小时UTP为0.3～0.5 g。继予麻黄附子汤合肾着汤加减治疗，病情稳定。

病案解析 此患者既往有慢性肾脏病，长期大量蛋白尿伴水肿，肾阳受损，水饮内盛，此次加之外感寒湿戾气，可见恶寒、无汗、乏力之表证；湿阻气机，阳气不能化水则肿势再起。予麻黄附子汤合苓桂术甘汤散寒温阳、利水消肿而愈。

123

糖尿病酮症酸中毒患者，阴津耗竭，舌卷神昏，虽染寒湿疫毒，亦需益气养阴、填津润燥，法当咸寒滋肾阴，甘寒养胃阴，宜三甲复脉汤加天花粉、知母、赤芍治之。

三甲复脉汤 同前

条文解析 糖尿病酮症酸中毒患者，气阴两虚日久，阴津耗竭，又染寒湿疫毒，临床若见舌卷神昏，此为病情危殆之征。虽染寒湿疫毒，然素体气阴大虚为本。治标之散寒祛湿固当任用，然正虚之本不可不顾。固本则需益气养阴、填津润燥，方以三甲复脉汤加天花粉、知母、赤芍等咸寒、甘润之品，以滋阴清热、潜阳息风，以期挽危救亡。通权达变，方能周全。

方解 三甲复脉汤方解同前。

124 痹证患者，素有类风湿之患，久服糖皮质激素而使免疫低下、湿热内蕴。其人若感寒湿疫毒，可外无症状，然肝胆湿热炽盛，舌红，苔腻而黄，致使疫毒久恋不去，核酸长阳。治当清利肝胆、化湿解毒、开郁达邪，宜大柴胡汤化裁治之。

大柴胡汤

柴胡 15 g、黄芩 9 g、赤芍 15 g、清半夏 9 g、生姜 15 g、枳实 9 g、大枣 3 枚、生大黄 6 g

每日 1 剂，早、晚分服。

条文解析 本条文源自真实案例，旨在分享类风湿关节炎患者在感染新冠后的"长阳"情况和辨治方法。经曰"风寒湿三气杂至，合而为痹"。痹证患者，如类风湿关节炎等，因久服糖皮质激素，不仅会导致免疫力低下，还会导致湿热内蕴。若再感染寒湿疫毒，此时患者虽然没有身痛、发热、头痛等外症，但可见舌红、苔腻而黄等湿热征象。湿性黏滞，较难清化，湿热交互，正气驱邪外出而不逮，疫毒久恋不去，所以核酸难以转阴。治以清利肝胆、化湿解毒、开郁达邪之法，宜大柴胡汤化裁治之。

方解 大柴胡汤出自《金匮要略》，主治少阳阳明合病。方中重用柴胡为君药，疏解少阳肝胆之邪，配臣药黄芩清热解毒；用生大黄、枳实泻热通腑，内泻阳明热结，行气消痞开郁；佐以赤芍缓急止痛，与生大黄相配可治腹中实痛，与枳实相伍可以调和气血，以除心下满痛；清半夏、生姜和胃降逆，辛开散结；大枣、生姜相配调和诸药，兼调脾胃、和营卫。全方共奏和解少阳、内泻热结之功。

案例

李某，男，43 岁，2022 年 10 月 23 日初诊。罹患类风湿关节炎 20 年，间断服用泼泥松片 5 mg 或 10 mg。主诉：发现新冠病毒核酸阳性 1 天。无发热、头疼，无咳嗽、咳痰，无全身乏力、肌肉酸痛，无味觉异常等不适症状，由负压救护车收入院治疗。刻下症：神志清，精神可，饮食及睡眠一般，二便正常，体重无明显变化。舌红，苔黄白腻（图 4-1），脉滑。10 月 25 日胸部 CT（图 4-2）示"左肺多发索条，右肺上叶微小结节"；10 月 30 日胸部 CT（图 4-3）示"与 10 月 25 日对比未见明显改变"；11 月 4 日胸部 CT（图 4-4）示"与 2022 年 10 月 25 日比较，左下肺索条增粗，左后胸壁内出现少许低密度影"。至 11 月 8 日，患者新冠病毒核酸持续阳性，感染持续时间已逾 15 日，呈现核酸"长阳"情况。

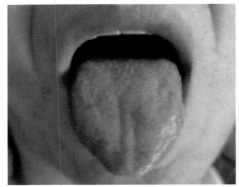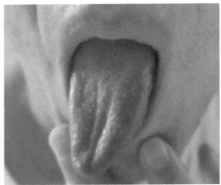

图 4-1　舌象

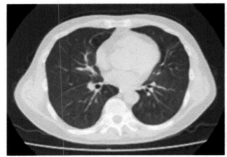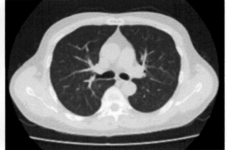

图 4-2　10 月 25 日胸部 CT

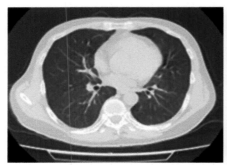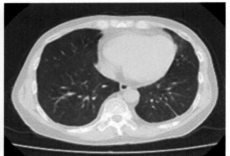

图 4-3　10 月 30 日胸部 CT

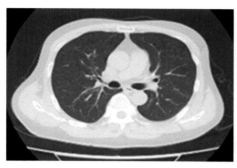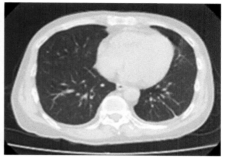

图 4-4 11 月 4 日胸部 CT

中医辨证为湿郁化热证，治宜清利肝胆、化湿解毒、开郁达邪，予麻杏甘石汤合大柴胡汤加减：蜜麻黄 8 g、生石膏 30 g、燀苦杏仁 15 g、生甘草 10 g、柴胡 9 g、黄芩 15 g、枳实 9 g、赤芍 30 g、法半夏 9 g、土茯苓 30 g、马鞭草 30 g、生姜 6 g、生大黄 9 g（后下）。3 剂，每日 1 剂，水煎，早、晚各 1 次温服。患者服用中药后，连续多日体温正常，连续 2 日新冠核酸检测均阴性，各项化验指标正常而出院。而后电话随访，病情平稳。

病案解析 此患者为寒湿疫初期，寒湿犯表，湿阻中焦，本该太阳表卫受束而见表证。但该患者罹患类风湿关节炎，长期内服属性偏热之激素药物，导致体内湿热内蕴。患者外感寒湿戾气，合体内郁伏之湿热邪气，致中焦阻滞，气机升降不畅，湿热蕴结肝胆，结合舌苔征象可判断其为典型的肝胆湿热证。总之，该患者外有寒湿戾气新感，内有湿热久蕴，湿热胶着，故以麻杏甘石汤合大柴胡汤加减清化透邪为主，再加土茯苓、马鞭草散瘀除湿、通经解毒。

125 老年患者，慢性病缠身（糖尿病、冠心病、慢性阻塞性肺疾病等），素体虚而气郁血瘀、络脉不畅。复染寒湿疫毒，症见发热，咳喘咳痰，气短乏力，腹泻，舌质红，苔薄黄有裂纹，脉滑数。急则治标，先以升清降浊、清热化痰之法，小柴胡汤合升降散化裁治之；邪气渐退，热退喘平，缓则治本，再以补肺益肾、祛湿化痰、活血通络之法，金水六君煎化裁治之。

小柴胡汤、升降散 同前

金水六君煎

当归9g、熟地黄15g、陈皮6g、清半夏9g、茯苓6g、炙甘草3g

每日1剂，早、晚分服。

条文解析 本条文源自真实案例，旨在分享老年慢性病缠身患者在感染新冠病毒后的发病特征和辨治方法。老年患者，既往有糖尿病、冠心病、慢性阻塞性肺疾病等病史，素体肺肾不足、气阴两虚、瘀血内阻。若感寒湿疫毒，则邪毒容易深入肺系，而致气机升降失常，郁而化热，肺失宣降。对此，先需急则治标，以升清降浊、清热化痰之法，方用小柴胡汤合升降散加减。若邪气渐退，热退喘平，但正气亏虚，证属肺肾虚寒，则需缓则治本，以补肺益肾、祛湿化痰、活血通络为法，方用金水六君煎化裁。

方解 小柴胡汤、升降散方解同前。

金水六君煎出自《景岳全书》，由二陈汤加熟地黄、当归化裁而成，张景岳称其"治虚痰之喘"。二陈汤源于《太平惠民和剂局方》，是治疗"痰湿证"的基础方，入太阴脾、肺二经，理气化痰、健脾祛湿。方中半夏辛温性燥，善能燥湿化痰，且又和胃降逆，为君药。橘红为臣，既可理气行滞，又能燥湿化痰。君臣相配，相辅相成，增强燥湿化痰之力，而且体现治痰先理气、气顺则痰消之意。佐以茯苓健脾渗湿，渗湿以助化痰之力，健脾以杜生痰之源；炙甘草健脾和中，兼调和诸药。全方以二陈汤燥湿化痰以治标，熟地黄、当归滋肺肾阴血以治本，标本兼治。

案例

洪某，男，85岁，2022年10月27日初诊。主诉：发热伴咳嗽、咳痰、气喘8天。患者自诉8天前无明显诱因出现发热伴咳嗽咳痰，气喘气短，活动后加重，自测体温38.5℃，自服头孢类及氧氟沙星类抗生素（具体不详）症状未见缓解，咳嗽、咳痰、气喘、气短进行性加重并出现腹泻症状。新冠病毒核酸检测呈阳性，胸部CT（图4-5）示"双肺下叶支气管感染，左肺较重"。患者既往有糖尿病病史8年，长期口服阿卡波糖（50mg）每日3次，血糖控制不佳；高血压病史20余年，长期口服氨氯地平片（50mg）每日1次；冠心病、支架术后状态7年，目前口服阿司匹林（100mg）每日1次、地高辛半片（0.125mg）每日1次，单硝酸异山梨酯缓释片（40mg）每日1次，阿托伐他汀（20mg）每日1次；既往慢性阻塞性肺疾病病史多年，具体吸入制剂不详；7年前因脑出血在外院行钻孔引流术。刻下症：发热（体温37.2℃），神志清，精神差，咳嗽咳痰，气喘气短，活动后加重，腹泻，3~4 次/日，稀水便，纳差，寐差，小便大致正常。舌质红，苔薄黄，中有裂纹（图 4-6），脉滑数。

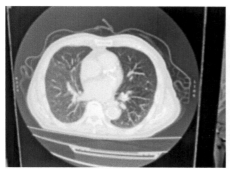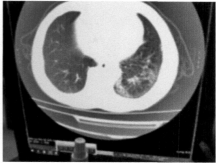

图 4-5　2022 年 10 月 27 日胸部 CT

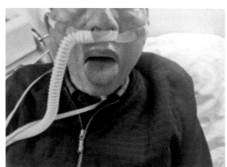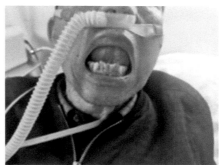

图 4-6　舌象

　　中医辨证为痰热壅肺证，治以升清降浊、清热化痰，予小柴胡汤加升降散加减：北柴胡 15 g、黄芩 10 g、姜半夏 10 g、生姜 10 g、大枣 6 g、甘草 6 g、党参 15 g、蝉蜕 6 g、片姜黄 6 g、炒僵蚕 10 g、焦山楂 15 g、芦根 15 g、白茅根 15 g、木香 6 g、川贝母 8 g、茯苓 15 g、苦杏仁 9 g、款冬花 9 g、紫菀 9 g。5 剂，每日 1 剂，水煎，早、晚分服。

　　二诊时患者咳嗽、咳黄白黏痰，气喘、气短较前明显好转，纳可，寐可，小便大致正常，舌质暗红，少津，裂纹，脉滑数。辨证为肺肾虚寒证，治宜补肺益肾、祛湿化痰，予金水六君煎加减：当归 15 g、熟地黄 15 g、陈皮 9 g、姜半夏 9 g、云茯苓 30 g、炙甘草 9 g、生黄芪 45 g、西洋参 15 g、葶苈子 30 g、地龙 15 g、生炙麻黄各 3 g、淫羊藿 15 g。7 剂，每日 1 剂，水煎，早、晚分服。而后患者病情持续改善，连续多日体温正常，新冠核酸检测呈阴性，出院返家。

病案解析 该患者主要症状为发热伴咳嗽咳痰、气喘，舌质红少津有裂纹，苔薄黄，属痰热壅肺证，治宜升清降浊，清热化痰。肺失宣降则咳嗽、咳痰，小柴胡汤和解少阳、透邪解毒，升降散宣通气机，加白茅根、芦根通调水道，加焦山楂调畅谷道。二诊时患者气喘、气短明显好转，咳嗽、咳黄白黏痰，舌质较前湿润仍有裂纹，脉滑。证属肺肾虚寒，治宜补肺益肾、祛湿化痰，方以金水六君煎加生黄芪、西洋参、淫羊藿扶正，地龙活血通络，麻黄、葶苈子宣肺利水平喘。诸药合用，药证相应而疗效显著。

126 老年患者，素体气阴不足，慢性病缠身（高血压、冠心病、糖尿病肾病），复感染寒湿疫毒，肺失宣肃，痰瘀互阻，伴发脑梗死，病情危重。症见右侧肢体不遂，发热，乏力体倦，干咳气喘，口干咽痛，肌肉酸痛，纳眠差，小便黄，大便干，舌质暗少津，脉数。

条文分析：本条文源自真实案例，旨在分享老年慢性病缠身患者在感染新冠病毒后伴发脑梗死的发病特征和临床表现。老年患者，既往有冠心病、糖尿病肾病等病史，素体肝肾阴虚、痰瘀内阻。若再感染新冠病毒，则外来之寒湿疫毒与内在之痰瘀相互搏结，阻滞脉络，诱发脑梗死，病情危重。此时，外有寒湿束表、郁肺，故可见发热、肌肉酸痛、干咳气喘；内有痰瘀阻滞脉络，故可见肢体不遂；素体气阴两虚加之邪阻于外，伤津化热而结于腑则见大便干、小便黄；又素体气阴不足则乏力、口干咽痛。

案例

　　曹某，男，73岁，2022年11月3日。主诉：干咳气喘半个月，加重伴右侧肢体无力2天。患者15天前出现干咳，略感胸闷气喘进行性加重，2天前出现间断发热，自测最高体温38℃（11月1日），活动耐力下降，乏力，病程中出现呕吐胃内容物，因上述症状加重并出现右侧肢体活动无力，肌力0级。急诊头颅CT诊断为左侧额顶叶急性脑梗死，胸部CT（图4-7）提示双肺多发渗出、实变，新冠病毒核酸检测呈阳性，以新冠感染、急性脑梗死收治入院。既往有高血压、2型糖尿病病史20年，早餐前口服氯沙坦钾氢氯噻嗪片25 mg、尼可地尔片5 mg；门冬胰岛素30早22 U晚18 U皮下注射，盐酸二甲双胍片三餐时服用，阿卡波糖片三餐前服用，格列美脲片早餐前1片。曾因冠心病、陈旧性下壁心肌梗死行冠状动脉支架置入术，置入支架 6 枚，目前口服硫酸氢氯吡格雷片 75 mg+阿司匹林肠溶片 100 mg（每日 1 次）抗血小板聚集，阿托伐他汀钙片 10 mg（每晚 1 次）降脂稳斑。病程中患者嗜睡，精神欠振，气促、发热，干咳，口干，咽痛，肌肉酸痛，乏力明显，双下肢轻度浮肿，无咯血、盗汗，无胸闷、胸痛，无恶心、呕吐，无腹痛、腹泻，无皮疹，无关节疼痛，无尿频、尿急、尿痛，纳眠差，小便黄，大便干。舌暗淡，少津（图 4-8），脉数。患者病情危重，未及中药干预即死亡，提示临床危重症诊治需抓住时间窗，及时挽救。

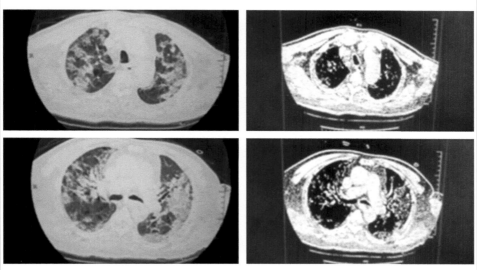

图 4-7　2022 年 11 月 3 日胸部 CT

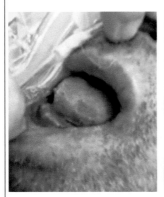 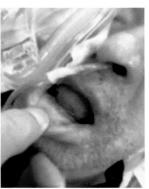 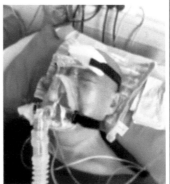

图 4-8　舌象

127 期颐之年，素有肺疾，肺脾气弱、肝肾阴亏。染寒湿疫毒，咳嗽兼喘，痰黏难咳，发热、气憋、乏力，舌红少苔，脉细数。治需攻补兼施，攻宜泻肺通络化痰，桑白皮、葶苈子、地龙之属；补宜甘寒养肺胃之阴，北沙参、杭麦冬、玉竹之属；咸寒滋肝肾之阴，龟甲、醋鳖甲、生牡蛎之属。

条文解析 本条文源自真实案例，旨在分享老年肺病患者在感染新冠后的发病特征和辨治方法。患者年逾九十，既往有慢性阻塞性肺疾病、双肺间质纤维化、社区获得性肺炎病史。素体肺脾气虚、肝肾阴虚，复感寒湿疫毒，邪盛正虚，病情加重。其治宜攻补兼施，攻邪重在泻肺通络逐邪，补虚重在甘寒养胃阴、咸寒滋肾阴。整体用药重在改善肺脾气虚、肝肾阴虚的"土壤"环境，调动体内"大药"，通过扶正以祛除戾气。

案例

潘某，男，93岁，2022年11月3日初诊。患者反复咳嗽、咳痰、气喘30余年，每逢冬春交替或外感而发。曾多次在当地医院就诊，诊断为慢性阻塞性肺疾病，长期家庭氧疗，间断吸入噻托溴铵喷雾剂、沙美特罗替卡松粉吸入剂治疗，病情控制尚可。此次患者于2022年10月24日出现发热，体温38℃，气喘气憋，咽痛，喉中有痰，食欲下降明显，恶心呕吐，呕吐物为胃内容物。10月29日新冠病毒核酸筛查呈阳性，气喘气憋明显，痰不易咳出。11月3日收治入院，查胸部CT符合新冠病毒感染征象。既往肺结核病史，未规范治疗，自诉已钙化；曾多次诊断为社区获得性肺炎、双肺多发片状阴影（性质待定）。既往有腔隙性脑梗死病史；心律失常、阵发性心房颤动病史1年。刻下症：精神欠佳，咳嗽兼喘，发热，气喘气憋间作，食欲下降，恶心呕吐，全身乏力，双下肢尤甚，纳少，夜寐欠安，小便频，解稀绿色大便3天，最多达10次/天，舌红，苔少津，脉细数。西医予抗感染、营养支持及对症治疗。中医辨证为气阴两虚、痰瘀阻肺。具体用药：西洋参30g、麦冬30g、醋五味子15g、醋龟甲30g、醋鳖甲30g、葶苈子15g、地龙15g、黄连片6g、生姜9g、焦三仙各6g、山茱萸15g。5剂，每日1剂，水煎，早、晚分服。服药后3日，患者胸部CT（图4-9）见肺部渗出较前吸收，核酸结果转阴，临床指标及不适症状均好转，病情平稳，出院返家。

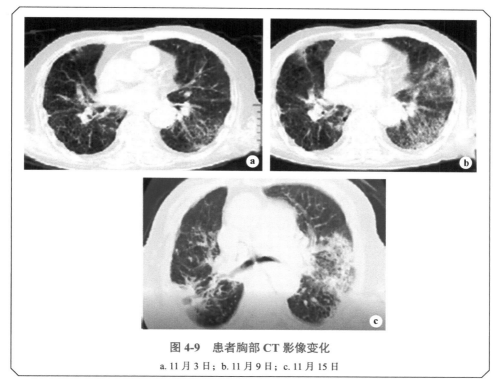

图 4-9　患者胸部 CT 影像变化

a. 11 月 3 日；b. 11 月 9 日；c. 11 月 15 日

　　病案解析　该患者年老体衰，素有肺系疾病，在感染寒湿疫毒后，虽有邪盛之见症，但正虚不能不虑。故首先以西洋参、麦冬、醋五味子养心肺之气阴，以醋龟甲、醋鳖甲、山茱萸补养肝肾之阴，兼以入络搜邪、收敛固脱。再配地龙通络化痰、降气平喘，葶苈子泻肺行痰、宣畅气机，黄连清热解毒，焦三仙健脾运胃、运化中焦。标本兼治，顾护全局，患者转危为安。

128　老年患者，嗜好饮酒，素来湿热偏盛。复染寒湿疫毒，伴发肌炎，症见高热、乏力、咳嗽、黄白黏痰、喉间哮鸣、肌肉关节疼痛、纳差、小便短赤、大便不行，舌暗红，苔黄腻，脉细涩。当以益气养阴、凉血解毒通络为法，以犀角地黄汤合四妙勇安汤化裁治之。

　　犀角地黄汤合四妙勇安汤方

　　水牛角 30 g、生地黄 15～90 g、玄参 30 g、金银花 15～30 g、当归 15 g、赤芍 30 g、牡丹皮 15 g、甘草 9～15 g

每日 1 剂，早、晚分服。

条文解析 本条文源自真实案例，旨在分享老年患者在感染新冠病毒后伴发肌炎的发病特征和辨治方法。该患者嗜好饮酒，既往有痛风、上消化道出血、重度贫血等病史，素体湿热内盛，感染寒湿疫毒后正邪剧烈交争，故在常规肺系症状的基础上，毒气搏入肌肉之营血，进而伴发了自身免疫性肌炎，症见高热、全身肌肉疼痛、小便短赤、大便不行、舌瘦暗红、苔黄腻、脉细涩等。治宜益气养阴，凉血解毒通络，以犀角地黄汤合四妙勇安汤化裁治之。

方解 犀角地黄汤出自《外台秘要》，功在清热解毒、凉血散瘀。四妙勇安汤出自《验方新编》，功在清热解毒、活血止痛。二方合用，共奏凉血解毒、活血止痛之功。方中水牛角咸寒，凉血清心解毒，生地黄、玄参清热生津，凉血滋阴，助水牛角清热凉血止血，恢复已失之阴血；金银花清热解毒，当归活血和营，赤芍、牡丹皮清热凉血、活血散瘀；甘草和中解毒。全方清营解毒，益气养阴。

💬 **案例** ———

　　陶某，男，86 岁，2022 年 10 月 30 日初诊。主诉：发热伴咳嗽 2 天。间断发热，体温最高 40℃，新冠病毒核酸检测呈阳性。精神欠振，咳嗽，少量黄白色黏痰不易咳出，喉间哮鸣，全身乏力，肌肉关节疼痛，无关节红肿热，无皮疹，四肢肌痛触之疼痛加重。不欲饮食，小便短赤，大便 2 日未解。舌质暗红，苔黄腻（图 4-10），脉滑数。既往有肠梗阻、痛风、上消化道出血病史，可疑胃窦癌并出血，既往行髋关节置换术。炎症指标：白细胞 $5.59×10^9$/L，淋巴细胞百分比 9.7%↓，中性粒细胞百分比 74.30%↑，C 反应蛋白 113 mg/L↑，白细胞介素 6 998.1 pg/ml，降钙素原 1.88 ng/ml。动脉血气分析提示Ⅰ型呼吸衰竭，指尖血氧饱和度 87%↓。抗核抗体谱、肌炎抗体谱：抗 Ro52 抗体++，血沉 109 mm/h，总 IgE＞2500 U/ml。肝功能：ALT 106 U/L，AST 236 U/L；肾功：BUN 18 mmol/L，SCr 159 μmol/L；凝血：APTT 71.7 s，PT 12.8%，D-二聚体 2 μg/ml，肌钙蛋白 0.468 ng/ml，CK 223.70 U/L；尿隐血+++，PRO 1+，镜检红细胞++；NTpro-BNP 5696 pg/ml。11 月 2 日胸部 CT（图 4-11）："①左肺舌段少许实变；②双肺散在小结节、钙化灶；③心脏增大，心包、右侧叶间及双侧胸腔少量积液"。西医诊断：新冠感染（重型），Ⅰ型呼吸衰竭，肌损害新冠感染性肌炎（？），特发性炎性肌病（？）。西医给予免疫调节，局部抗炎、抗感染、抑酸护胃治疗。中医辨证为血热络瘀，予犀角地黄汤加四妙勇安汤加减：生地黄 30 g、赤芍 30 g、水牛角粉

3 g（冲服）、西洋参 30 g、北沙参 30 g、玄参 20 g、金银花 30 g、生甘草 15 g、当归 15 g、忍冬藤 15 g、络石藤 15 g、穿山龙 60 g、茵陈 45 g、五味子 30 g。5 剂，水煎，每日 1 剂，早、晚分服。服药后患者体温逐渐正常，全身疼痛明显减轻，四肢关节浮肿消退明显，肌力 3 级。复查胸部 CT 较前好转，核酸结果转阴。

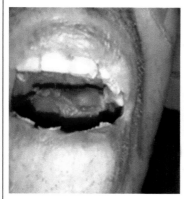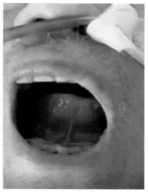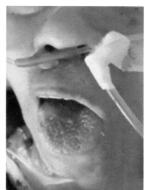

图 4-10　舌象

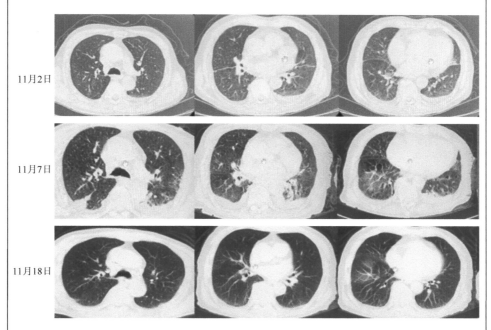

图 4-11　胸部 CT 比较

病案解析 患者素体湿热内盛、肝肾不足，加之反复持续高热，导致气营两燔，热入营血，从舌卷萎缩可判断肝肾气阴已大伤。邪出于膜原，湿热痰瘀导致疫毒闭肺，热入血分，而致喘脱，终致肝肾之阴大伤。且该患者除病毒感染外还合并有细菌感染，进而引起免疫炎症，出现肌痛等神经肌肉损害。综上，该病例首先要清解营分，益气养阴，兼解毒。以益气养阴，凉血解毒通络为法，以犀角地黄汤加四妙勇安汤为底方加减。后期针对肾功能损伤的问题，酌情加用黄芪、水蛭粉行气活血通络治疗。

129 心功能不全患者，感染寒湿疫毒，伴发黄疸。症见胸闷气短，咳嗽咳痰，不发热或低热，心悸，乏力，盗汗，水肿，眩晕，耳鸣，脘痞纳差，恶心呕吐，腰膝冷痛，小便清长，大便溏结不调，舌胖大晦暗，苔黄厚腻，舌底暗瘀，脉细数涩。治以温阳、益气、活血、行水之法，宜破格子龙宣白承气汤合五苓散、茵陈蒿汤化裁治之。

条文解析 本条文源自真实案例，旨在分享心脏功能不全患者在感染新冠后伴发黄疸的发病特征和辨治方法。心力衰竭患者，素体阳气虚弱，再逢寒湿戾气侵袭，则脏腑阳气更虚。心阳虚则不能温经通脉而生瘀，脾肾阳虚则不能温阳化气而生寒湿。若寒湿郁遏肝胆，瘀血内阻肝胆，则可发为黄疸之症。另外，如前文所言，寒湿戾气亦可搏入营血，发为寒湿入营证，这是寒湿疫的特征性证候。该患者脉外寒湿内盛，脉内瘀血阻滞，故极易发为寒湿入营证。治宜温阳利水、通腑化痰、活血通络，予破格子龙宣白承气汤合五苓散、茵陈蒿汤加减。

方解 破格子龙宣白承气汤、五苓散、茵陈蒿汤方解同前。

案例

王某，女，59 岁，2022 年 11 月 8 日初诊。主诉：胸闷、气憋 1 个月，加重伴咳嗽、水肿、少尿 3 天。患者近 1 个月出现胸闷、气短、气憋，伴面部水肿、四肢水肿。近 3 天上述症状加重，胸闷、喘憋不适，不能平卧，伴咳嗽，咳粉红色泡沫痰，四肢及颜面部重度水肿，少尿。体温 36.3℃，心率 119 次/分，血压 126/71 mmHg，吸氧 2 L/min 条件下指脉氧饱和度 95%。舌暗淡、舌体胖大略有齿痕，舌底瘀滞，舌苔淡黄厚腐腻，脉数细弱。新冠病毒核酸检测呈阳性，诊断为新冠感染收治入院。既往有5年心力衰竭病史，未规律服药。胸部CT（图4-12）："①右肺中叶、双肺下叶散在片状磨玻璃实变，考虑新冠感染，肺泡癌不除外；②心脏增大，心包、双侧胸腔、叶间少量积液，双侧胸壁皮下、肌间隙少量积液，提示心力衰竭"。心电图："①窦性心动过速；②完全性左束支传导阻滞；③ST-T异常"。腹部彩超："肝实质回声增粗，慢性胆囊炎并胆泥形成"。心脏彩超："①左心室增大，双房轻度增大左心室壁运动异常；②主动脉硬化；③二尖瓣反流（中量）、三尖瓣反流（中-大量）提示肺动脉压增高（中度，肺动脉压56 mmHg）；④左心室射血分数降低（EF值为37%）"。上肢血管彩超："右侧腋下静脉、肱静脉血栓形成"。西医治疗予氧疗、抗感染、解痉化痰、强心利尿、抗凝及营养支持。因患者症状持续恶化，血压偏低，转入ICU进一步治疗。症见胸闷、气喘明显，咳嗽，咳黄黏痰、量少、咳吐不利。查体见贫血貌，巩膜、全身轻度黄染（图4-13），双肺呼吸音粗，双肺可闻及湿啰音，全身重度水肿持续。同时，患者尿液深褐色，胆红素增高。

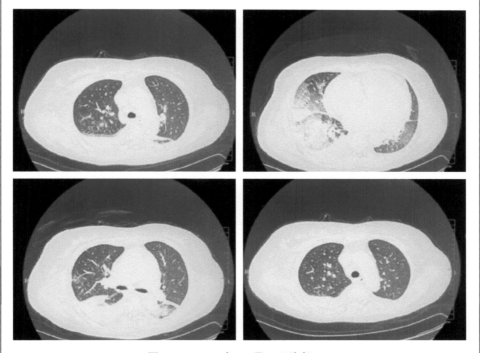

图4-12　2022年11月8日胸部CT

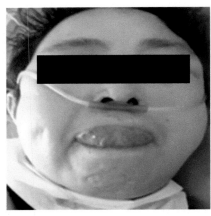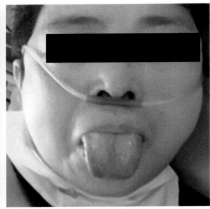

图 4-13　面容与舌象

　　中医辨证为寒湿入营，治宜温阳利水、通腑化痰、活血通络。予破格子龙宣白承气汤合五苓散、茵陈蒿汤加减：生晒参 30 g、制附片 30 g（先煎）、干姜 30 g、生黄芪 120 g、桂枝 30 g、云茯苓 300 g、泽泻 30 g、葶苈子 30 g、地龙 15 g、茵陈 120 g、赤芍 60 g、生大黄 15 g、杏仁 9 g、全瓜蒌 30 g、桃仁 15 g。3 剂，每日 1 剂，水煎，早、晚分服。服药后，患者精神面貌以及全身疲软状态明显好转，黄疸消失，肝功能正常，食纳较前好转，各方面症状改善，核酸多次复测呈阴性，康复出院。

　　病案解析　　"寒湿入营"多发生于寒湿疫"脱"阶段，治疗之核心在于恢复全身气血水的正常周流。法在温阳、利水、活血、宣上，故以破格子龙宣白承气汤为基础方剂。因患者伴发黄疸，故以茵陈蒿汤退黄。患者阳虚水泛，全身高度水肿，故以大剂量云茯苓合方中桂枝、泽泻，取五苓散之意，以温阳化气利水。

　　130　　艾滋病患者，素体免疫缺陷，合并肺孢子菌肺炎。复染寒湿疫毒，肺损极重，精神差、气短、咳嗽、痰少而黏、纳差眠差，舌红，舌体有裂纹，舌苔黄厚腻，脉弱滑而数，当先救其肺，以宣白承气汤、麻杏甘石汤、小陷胸汤化裁治之。若邪入营血，气营两燔，则以清瘟败毒饮化裁治之。后期不忘益气养阴，可用生地黄、麦冬、西洋参之属。

宣白承气汤、麻杏甘石汤 同前

小陷胸汤

黄连 6 g、清半夏 12 g、瓜蒌 30 g

每日 1 剂，早、晚分服。

清瘟败毒饮

生石膏（大剂 180～240 g，中剂 60～120 g，小剂 24～36 g）、生地黄（大剂 18～30 g，中剂 9～15 g，小剂 6～13.5 g）、水牛角（大剂 18～24 g，中剂 9～12 g，小剂 6～12 g）、黄连（大剂 12～18 g，中剂 6～12 g，小剂 3～4.5 g）、生栀子 9 g、桔梗 9 g、黄芩 15 g、知母 15 g、赤芍 15 g、玄参 15 g、连翘 15 g、鲜竹叶 12 g、甘草 15 g、牡丹皮 9 g

每日 1 剂，早、晚分服。

条文解析 本条文源自真实案例，旨在分享艾滋病合并肺孢子菌肺炎（PCP）患者在感染新冠后的发病特征和辨治方法。艾滋病合并肺孢子菌肺炎，又感染新冠，肺部损伤极其严重。肺失宣肃，故见咳嗽、咳痰、气短；疫毒入肺，郁而化热，热伤肺络，故痰少而黏，不易咳出。热灼津液，故见舌红，舌体有裂纹，舌苔黄厚腻。对此，应以"救肺"为首要目标。若以疫毒闭肺为主要矛盾，则予麻杏甘石汤、宣白承气汤、小陷胸汤加减治之。若疫毒化热，深入营血之分，以气营两燔为主要矛盾，则予清瘟败毒饮化裁治之。另外，恢复期邪气虽退，但正气大伤，可用生地黄、麦冬、西洋参等调补元气、扶正养阴。

方解 宣白承气汤、麻杏甘石汤同前。

小陷胸汤出自《伤寒论》，原方用于治疗痰热互结所致的心下痛。方中瓜蒌清热化痰，理气宽胸散结，为君药。黄连苦寒，清热泻火以除痞；清半夏辛燥，化痰降逆以散结；二药相伍，一苦一辛，辛开苦降，散结消痞，善治痰热内阻、胸脘痞满，共为臣药。全方药仅三味，配伍精当，为治痰热互结、胸脘痞痛之良剂。

清瘟败毒饮出自《疫疹一得》，可泻十二经之火，为治疗气营两燔证的代表方剂。胃为水谷之海，十二经的气血皆禀于胃，所以胃热清则十二经之火自消。方中重用生石膏直入胃经，使其敷布于十二经，退其淫热；佐以黄连、水牛角、黄芩泻心肺火于上焦；牡丹皮、生栀子、赤芍泻肝经之火；连翘、玄参解散浮游之火；生地黄、知母抑阳扶阴，泄其亢甚之火，而救欲绝之水；桔梗、鲜竹叶载药上行；使以甘草和胃。此皆大寒解毒之剂，故重用生石膏，则甚者先平，而诸经之火，自无不安矣。全方配伍，对疫毒火邪充斥内外而致的气血两燔之证，确有良效。

案例

　　吴某，男，44岁，2022年11月8日初诊。主诉：咳嗽、咳痰、胸闷2个月，加重伴头晕3天。患者2个月前出现咳嗽少痰，痰黏，胸闷气短，逐渐加重，未及时就医。3天前因如厕时突感胸闷气憋加重伴头晕，摔倒于地。急诊查胸部CT（图4-14）：双上肺多发肺大疱，双肺弥漫性磨玻璃样改变并渗出。2022年11月8日入院后检查口腔黏膜可见大量白斑，艾滋病病毒（HIV）抗体初筛阳性，新冠病毒核酸呈阳性。动脉血气分析提示失代偿性呼吸性碱中毒。心电图："窦性心动过速，完全性右束支传导阻滞，部分导联T波倒置"。心脏彩超："主动脉硬化并主动脉瓣关闭不全（轻度）"。腹部彩超："肝实质回声增粗，慢性胆囊炎并胆泥形成"。2022年11月9日胸部CT（图4-15）：双肺弥漫性间质性改变并渗出、部分实变，双肺多发肺大疱。刻下症：神志清，精神差，体温36.5℃，气短，咳嗽少痰，痰黏不易咳出，纳差，便秘，腹泻1次呈黄绿色，小便色深黄，舌质红，苔黄厚腻，舌体有裂纹（图4-14），脉弱滑数。

　　中医辨证为疫毒闭肺，治宜宣肺解毒、通腑泻热，予麻杏甘石汤、宣白承气汤、小陷胸汤加减：蜜麻黄8g、生石膏30g、燀苦杏仁15g、甘草10g、全瓜蒌30g、生大黄10g、黄连片15g、法半夏10g、薏苡仁30g、赤芍30g、生地黄30g、牡丹皮15g。3剂，每日1剂，水煎，早、晚分服。

　　2022年11月21日二诊：患者神志清，精神可，肺部影像学检查示肺部渗出已有明显吸收，体温36.6℃，无咳痰，无心慌，自觉仍气短，鼻涕中带血丝，大便不干，日1次，晨起尿黄赤，舌痛，舌面有溃疡，舌质绛红，苔黄白厚腻（图4-16），脉濡细数。辨证为气营两燔、气虚夹湿。治以清气凉营、活血益气化湿。予清瘟败毒饮加减：牡丹皮30g、赤芍60g、生地黄30g、水牛角30g、生石膏30g、广藿香15g、防风10g、栀子10g、甘草片15g、升麻30g、葛根15g、生黄芪30g。5剂，水煎，每日1剂，早、晚分服。治疗后患者病情持续改善，氧合好转，无发热，新冠病毒核酸检测呈阴性，临床指标趋向正常，出院康复治疗。

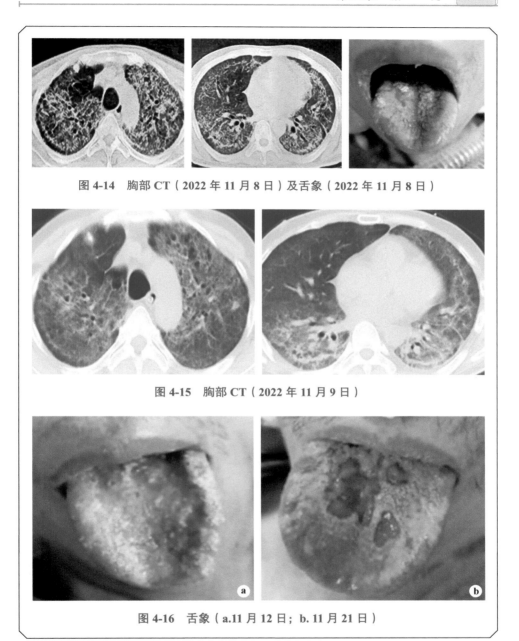

图 4-14　胸部 CT（2022 年 11 月 8 日）及舌象（2022 年 11 月 8 日）

图 4-15　胸部 CT（2022 年 11 月 9 日）

图 4-16　舌象（a.11 月 12 日；b. 11 月 21 日）

病案解析　初诊时患者以疫毒闭肺为主要矛盾，故治以宣肺解毒、通腑泻热之法，予麻杏甘石汤、宣白承气汤合小陷胸汤加减。二诊时患者尿黄赤，舌痛，舌面有溃疡，舌质较前红绛明显，考虑气分热盛波及营血，故辨证为气营两燔，气虚夹湿，以清瘟败毒饮化裁治之，奏清气凉营、活血益气化湿之效。

131 艾滋病患者，素体免疫缺陷，复染寒湿疫毒，极易转危，症见神昏不省，大便失禁。急投子龙宣白承气汤加西洋参方挽救之。

条文解析　本条文源自真实案例，旨在分享艾滋病患者在感染新冠后的发病特征和辨治方法。艾滋病患者素体免疫功能低下，故在感染新冠后易转危重，且不易康复。艾滋病患者正气本虚，营阴不足，复感寒湿疫毒，正虚邪实，故戾毒迅速深入，内闭外脱，而见神昏不省、大便失禁等症，此时急当益气养阴固脱，兼以清肺化痰、解毒通络，用子龙宣白承气汤加西洋参挽救之。

方解　子龙宣白承气汤方解同前。

案例

摆某，男，45岁，2022年11月24日初诊。主诉：间断气短伴呼吸困难4个月余，加重2天。患者于2022年7月13日因气短伴呼吸困难入院治疗，当地诊断为艾滋病相关性肺炎，经治疗后症状好转出院。因故患者抗病毒药物治疗中断20余天，再次出现气短伴呼吸困难间断发作，病情加重。2022年11月10日因症状频发就诊，急诊查胸部CT示重症肺炎，新冠病毒核酸检测呈阳性，但患者及其家属拒绝住院。11月22日上述症状加重，并伴有咳嗽、咳痰，气喘憋闷明显，颜面及口唇发绀，11月24日至急诊查指尖血氧饱和度20%，立即予气管插管并有创呼吸机辅助通气，予镇静、解痉、平喘对症治疗，查胸部CT（图4-17）见双肺多发渗出影，以"新冠感染、重症肺炎"收入院。患者镇静状态，体温37℃上下波动，大便失禁，消瘦，舌质红苔薄白腻（图4-18），脉细滑。

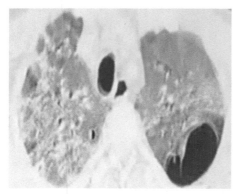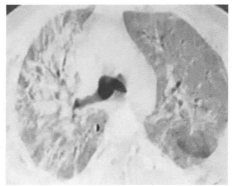

图4-17　胸部CT（2022年11月24日）

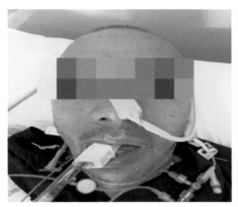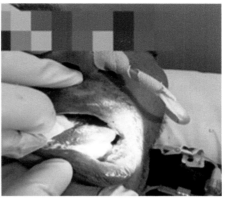

图 4-18　入院面容与舌象（2022 年 11 月 24 日）

　　中医辨证为疫毒闭肺、气阴两伤。治以益气养阴、清肺化痰、解毒通络，予子龙宣白承气汤加减：西洋参 30 g、北沙参 45 g、山茱萸 30 g、生石膏 30 g、杏仁 9 g、全瓜蒌 30 g、生大黄 9 g、葶苈子 30 g、地龙 30 g、土茯苓 30 g、川黄连 15 g、生姜 30 g。3 剂，水煎，每日 1 剂，早、晚分服。患者因呼吸机维持治疗，服药后情况较前好转，各项指标平稳，供氧浓度下调，血氧饱和度维持在 95% 以上。复查胸部 CT 示双肺弥漫磨玻璃样渗出较前有所吸收。但患者艾滋病病史较长，加之新冠病情较重，正虚邪盛，最终死亡。

　　病案解析　该患者正虚邪盛，正虚在乎气阴之脱，标实在乎疫毒闭肺。故在子龙宣白承气汤宣肺通腑的基础上加西洋参、北沙参、山茱萸益气养阴固脱，加土茯苓、黄连解湿毒、热毒。但最终还是由于邪实正虚，正气终不敌邪，邪气继续深入，肺气虚损，阴阳俱损，肺气郁闭，胸阳闭阻，瘀血阻滞心络，瘀血、疫毒、痰浊三者相互搏结，闭阻心包，出现神昏，阴阳离决。

　　132　肥胖合并Ⅰ型糖尿病患者，感染寒湿疫毒，合并霉菌感染，症见神昏不省、发热、小便失禁。当以益气、活血、利水、宣肺、通腑为治则，糖毒、湿毒并祛。

　　条文解析　本条文源自真实案例，旨在分享肥胖合并Ⅰ型糖尿病患者在感染新冠后的发病特征和辨治方法。1 型糖尿病可归为中医学"消瘅"范畴，多由先天禀赋不足和后天调摄不慎所致。很多 1 型糖尿病患者先天已存在胰岛细胞抗体等自身免疫相关指标的异常。肥胖有虚实之分，脾虚、气虚、脾肾阳虚等均可导致肥胖。故患者所患虽为 1 型糖尿病，但因脾胃虚弱，亦可内生痰湿、膏浊，发为肥胖。患者素体本虚，感染寒湿疫毒，同时合并霉菌感染，血糖飙升，出现糖尿病酮症酸中毒，故见神昏不省、发热、小便失禁等症状。治疗当以扶正为主，兼顾泻实，以益气活血利水、宣肺通腑为主，糖毒、湿毒并祛。

案例

谭某，女，15 岁。主因"突发意识不清 6 天，新冠病毒核酸检测阳性 6 天"入院。患者发热，体温最高 39℃，纳差不适，进食后恶心、呕吐，渐出现胸闷、气憋，意识不清、呼之不应、两目向上凝视，舌暗红，苔白滑，脉沉细数。查血糖＞30 mmol/L。行气管插管接有创呼吸机辅助通气。床旁数字 X 射线摄影（DR）（图 4-19）示两肺弥漫渗出性病变。痰涂片、支气管灌洗液培养示有烟曲霉生长，予卡泊芬净、伏立康唑，联合两性霉素 B 抗真菌治疗。西医诊断：①新冠感染（危重型）；②肺曲霉菌感染；③1 型糖尿病；④糖尿病酮症酸中毒并昏迷；⑤急性肾功能不全；⑥代谢性脑病？经西医治

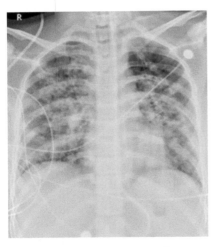

图 4-19 床旁数字 X 射线摄影

疗后患者诸症已有好转。刻下症：患者神志已恢复，仍有发热，无咳嗽、咳痰，舌暗红，苔白滑，脉沉细数。中医辨证为气阴不足、湿毒内蕴、正虚邪恋。治以益气、活血、利水、宣肺、通腑。予四妙勇安汤、当归补血汤合麻杏甘石汤加减：当归 15 g、金银花 30 g、玄参 15 g、甘草 10 g、黄芪 30 g、黄芩 15 g、麻黄 8 g、杏仁 15 g、连翘 30 g。3 剂，每日 1 剂，水煎，早、晚分服。经上方加减治疗后患者新冠病毒核酸检测转阴，炎症指标及肺部炎症均有改善，状态稳定。

病案解析 患者素有肥胖、1 型糖尿病之患，又染寒湿疫毒，同时合并烟曲霉菌感染，邪盛正虚，病情危重。经前期治疗，患者诸症已有好转，已非疫毒炽盛阶段，而逐渐转为恢复期。故中医介入时，患者的基本病机为正虚邪恋。

正虚则补，用当归补血汤补气生血，补充正气，用以抗邪；邪恋则清，故用四妙勇安汤清热解毒，兼以活血，使邪毒得清。而从患者舌暗红、苔白滑的舌象来看，其湿毒内蕴，闭郁气机仍较严重，故用麻杏甘石汤加减宣肺平喘。另外，黄芪配伍水蛭可改善患者的肾功能，稍用通腑药物亦可改善肾脏的血流灌注，缓解肺部炎症。

133　心脏移植患者，久抗排异，免疫低下。复染寒湿疫毒，正虚邪盛，心阳大衰，症见心悸胸闷，气促喘憋。急温元阳之火，兼开肺络之闭，以破格子龙宣白承气汤化裁治之。

条文解析　本条文源自真实案例，旨在分享心脏移植患者在感染新冠病毒后的发病特征和辨治方法。患者心脏移植术后，常年服用免疫抑制剂，本身免疫力低下，正气亏虚，加之感染寒湿疫毒，正虚邪盛，心阳大衰，故见心悸胸闷、气粗喘憋等症，治法当以回阳救逆、温助心肾、化痰通络为主，方用破格子龙宣白承气汤化裁。另外，"急则治其标"，故在治疗新冠导致的心阳大衰时，可酌情减用停用激素，以加速核酸检测转阴。

方解　破格子龙宣白承气汤方解同前。

💬 **案例**

　　李某，男，58岁。主因"心脏移植术后19年，感染新冠半个月"入院。患者高热，呼吸困难，咳嗽，咯黄痰，流涕，恶心，纳差，全身乏力，肌肉酸痛不适，舌质暗，苔白腻（图4-20），脉沉滑。既往有面部鳞状细胞癌切除术和慢性肾功能不全病史。因"心脏移植"而长期口服免疫抑制剂。西医诊断：①新冠感染（危重型）；②Ⅰ型呼吸衰竭；③脓毒血症；④感染性休克；⑤心脏移植状态；⑥慢性心功能不全急性加重（纽约心功能分级Ⅲ～Ⅳ级）；⑦慢性肾衰竭，失代偿期CKD 3级；⑧急性肾损伤；⑨高钾血症。入住ICU给予高流量吸氧、俯卧位通气、抗感染、强心、抗凝等，并输注丙种球蛋白及新冠康复者恢复期血浆。中医辨证为心肾阳虚，治宜回阳救逆、温助心肾、化痰通络。予破格子龙宣白承气汤加减：生晒参15 g、黑顺片（先煎）30 g、干姜30 g、全瓜蒌30 g、葶苈子30 g、地龙30 g、大腹皮9 g、车前子30 g（包煎）、淫羊藿15 g。5剂，水煎服，每日1剂，早、晚分服。服药后患者核酸检测转阴，各项症状及胸部影像学表现（图4-21）好转，病情平稳。

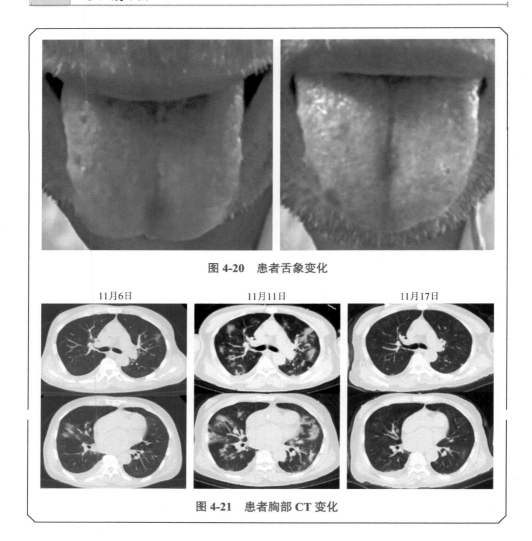

图 4-20　患者舌象变化

11月6日　　　　　　11月11日　　　　　　11月17日

图 4-21　患者胸部 CT 变化

　　病案解析　器官移植患者术后长期服用免疫抑制剂，免疫功能低下。感染新冠后邪盛正虚，目前虽然处于"闭"阶段，但进展为"脱"的风险极大。患者面色晦暗、虚浮，舌质暗淡，伴有齿痕，提示阳气不足，脾虚有湿，而且循环不佳，存在瘀血。舌苔厚腐腻，提示痰浊壅滞。故用破格子龙宣白承气汤加减治之。另外，该患者发病近 1 个月核酸检测尚未转阴，与免疫抑制剂和激素的应用有一定关系，故先停用激素，再加用淫羊藿温补肾阳，促进核酸检测快速转阴。因此，及时动态地调整免疫抑制剂的使用，对于器官移植术后感染新冠的患者至关重要。

134 肾移植患者，久抗排异，免疫低下。感染寒湿疫毒，痰瘀互阻，戾毒阻肺，舌暗淡而胖，苔黄而厚腻，宜子龙宣白承气汤化裁治之。

条文解析 本条文源自真实案例，旨在分享肾移植患者在感染新冠后的发病特征和辨治方法。患者施行肾移植术后，久服抗排异药物，免疫缺陷。肾为气之根，肾病则不能纳气下行，肺之肃降功能因而受阻，故患者在感染新冠后病情进展尤为迅速，痰瘀内生，闭阻肺络，很快由"郁"阶段进展至"闭"阶段。治当宣肺通腑、化痰通络，予子龙宣白承气汤化裁治之。

方解 子龙宣白承气汤方解同前。

案例

　　患者，男，54 岁，2022 年 11 月 5 日主因"间断发热 4 日"入院。体温最高 38.2℃，伴有咳嗽、咳白色泡沫痰、咽痛、胸闷、气短、乏力、纳差。同种异体肾移植术后 1 年，现服用抗排异药物；既往有高血压病史 10 余年。入院后血氧饱和度进行性下降，面罩吸氧状态下指尖血氧饱和度 60%～70%。患者营养状况差，目前烦躁状态，心率快，端坐呼吸；炎性指标进行性升高、D-二聚体持续升高；影像学（图 4-22）提示肺部病变逐渐加重。西医诊断：①新冠感染（危重型）；②肺真菌感染；③机化性肺炎；④肾移植状态，移植肾功能不全；⑤肾性贫血；⑥重度免疫功能缺陷；⑦高血压。急诊转入呼吸 ICU 对症治疗后诸症好转。

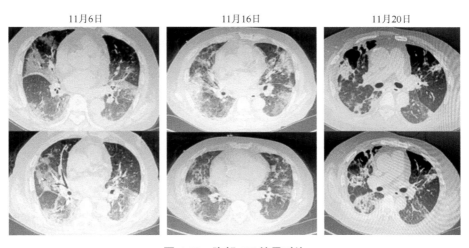

图 4-22 胸部 CT 结果对比

刻下症：咳嗽、咳痰、气短、乏力、纳差、四肢轻微浮肿，睡眠可，大便每天 1～2 次，小便正常，小便夜间 3～4 次，舌质淡暗，胖大有齿痕，苔淡黄厚腐腻，脉滑数。中医辨证为疫毒闭肺。治以宣肺通腑、化痰通络。方予子龙宣白承气汤加减：杏仁 9 g、全瓜蒌 30 g、生大黄 9 g（后下）、葶苈子 30 g、地龙 30 g、大腹皮 15 g、生黄芪 45 g、牡丹参 15 g、马鞭草 15 g。5 剂，浓煎，分 3 次，早、中、晚服用。服药后患者症状好转出院。

病案解析 肾移植患者需要长期服用免疫抑制剂，其免疫功能长期处于抑制状态，为新冠感染的高危人群，容易发展成为危重型。因此，该患者的临床用药应当根据其临床表现及实验室指标，尤其是免疫功能状态指标，动态调整治疗方案，使免疫系统被抑制与增强的作用能够互不影响、相得益彰。该患者舌质淡暗，胖大有齿痕，整体证属气血不足、痰湿瘀互阻。舌苔淡黄厚腐腻，提示痰湿瘀阻兼有化热之象。但此热为郁热，而非卫气营血辨证所说之气营大热，故需避免过度使用清热解毒药物。患者本虚而标实，治则上宜攻补兼施，扶正祛邪，气、血、水并治。处方当用子龙宣白承气汤加减为宜，共奏气、血、水同调之功。患者由于长期使用免疫抑制剂，核酸检测转阴较慢，还可加入马鞭草、冬凌草、川黄连，取其清热解毒之功，促进核酸检测转阴。同时，为减轻肾脏负担，尽量浓煎，少量多饮。

135 肝移植患者，久抗排异，免疫低下。感染寒湿疫毒，邪盛正虚，湿热稽留，痰瘀互阻，症见低热，乏力，气憋，恶心纳差，腹泻，舌暗苔黄厚腻，脉弦滑，治宜疏利三焦、清热化湿，宜藿朴夏苓汤化裁治之。

藿朴夏苓汤 同前

条文解析 本条文源自真实案例，旨在分享肝移植患者在感染新冠后的发病特征和辨治方法。肝移植术后患者，需长期服用抗排异药物，多为免疫抑制剂，因此对新冠病毒更具易感性。且一旦染病，则不易控制，常合并其他细菌感染。肝属木，主疏泄而藏血，体阴而用阳，性喜条达而恶抑郁，肝肺同调气机升降，故生理上相互协调，病理上相互影响。寒湿郁闭上焦，肺气不降，肝气升发受阻，加之肝脏移植患者本身肝功能不足，故更易受寒湿病邪侵袭而成邪气稽留之所，寒湿久郁，气血不行，瘀热内生，阻滞肝络，故常表现为湿热

稽留、痰瘀互阻之象。若湿热之邪横逆犯脾，又可影响中焦运化。故治当疏利
三焦、清热化湿，选用藿朴夏苓汤加减为主方。

　　方解　藿朴夏苓汤方解同前。

📋 **案例**

　　徐某，男，58岁。主因"咳嗽咳痰、胸闷8天，发现新冠病毒核酸异常1
天"，胸部CT（图4-23）示双肺胸膜下散在渗出、实变。以"新冠感染"收入
院。患者既往有高血压病史，5年前行"原发性胆汁性肝硬化移植术"，目前
服用抗排异药物。西医诊断：①新冠感染（重型）；②肝移植术后；③肝功能
不全；④原发性胆汁性胆管炎；⑤高血压2级，高危。刻下症：精神差，发热，
周身乏力，干咳，气短气憋，活动后加重，恶心，纳差，偶有腹泻，小便调，
夜寐安，舌淡红，有齿痕，苔黄腻（图4-24），脉弦滑。

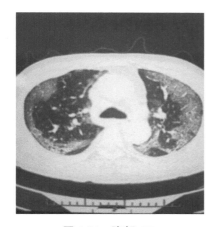
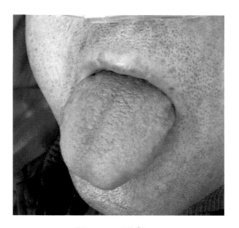

图4-23　胸部CT　　　　　　　图4-24　舌象

　　中医辨证为湿热困阻，治宜宣畅气机、清热化湿、泻肺平喘。方予藿朴
夏苓汤合三仁汤加减：广藿香9g、川厚朴15g、姜半夏15g、云茯苓30g、
杏仁9g、薏苡仁30g、白蔻仁15g、泽泻15g、生黄芪30g、茵陈30g、
葶苈子30g、地龙15g、苏子9g、前胡15g。3剂，水煎服，日1剂，早、
晚分服。

　　二诊时干咳、乏力减轻，气短气憋缓解。仍有腹泻，平卧后恶心欲呕，
脉弦细。故上方减姜半夏量为9g，酌减杏仁、白蔻仁、苏子、泽泻等宣肺
止咳化湿之品，加入炒白术15g、陈皮9g，与生黄芪配伍以补中益气、培
补中焦。继服5剂，诸症缓解出院。

病案解析 如前所述，寒湿戾气由膜原入里，首袭肺系，表现为肺气郁闭、痰瘀阻络。而本例患者又有肝脏基础疾病，故邪气乘虚而入，又出现肝脾湿热之象。故治疗时当以疏利三焦气机、分消湿热为主，方选藿朴夏苓汤，兼配杏仁、苏子、葶苈子、前胡、地龙宣肺降气、止咳平喘，恢复气机升降，同时重用茵陈以清利肝胆湿热，配生黄芪益气固表预防继发感染。

136 肺结核患者，肺阴素亏，中气大伤，形体消瘦，营养严重不良。复染寒湿疫毒，乏力纳差，头晕恶心，舌淡少津，以补中益气汤化裁治之。若阴虚内热，午后热张，可合青蒿鳖甲汤治之。

补中益气汤 同前

青蒿鳖甲汤

青蒿 6～12 g、鳖甲 9～30 g、生地黄 9～30 g、知母 6～12 g、牡丹皮 6～12 g

每日 1 剂，早、晚分服。

条文解析 本条文源自真实案例，旨在分享肺结核合并严重营养不良患者在感染新冠后的发病特征和辨治方法。肺结核是由结核分枝杆菌感染所致的一类呼吸道传染病，临床主要表现为咳嗽、咯血、咳痰、低热、乏力，严重时可出现呼吸困难，通常为慢病程，日久可导致营养不良。中医学认为，肺结核乃痨虫袭肺、耗损肺阴所致，随着病情演变，可见阴虚火旺、气阴两虚等证。肺结核患者复染寒湿疫毒，将加剧营养消耗，故治疗当注重益气补虚以提高免疫功能，防止病情加重导致呼吸衰竭，若伴有阴虚内热则当清虚热、滋肺阴。

方解 补中益气汤方解同前。

青蒿鳖甲汤出自《温病条辨》，原为温病后期余邪深伏阴分所设。方中鳖甲咸寒，直入阴分，养阴退热于内；青蒿味苦辛性寒，其气芳香，能透伏热于外，吴瑭言"此方有先入后出之妙，青蒿不能直入阴分，有鳖甲领之入也；鳖甲不能独出阳分，有青蒿领之出也"。加生地黄、知母、牡丹皮养阴、凉血、清热。全方清热、透邪、滋阴并施，共奏养阴透热之功。

 案例

阿某，女，73 岁，因"间断胸闷、胸痛、头晕、呕吐 4 天"就诊，新冠病毒核酸检测呈阳性。体温 36℃，脉搏 80 次/分，呼吸 25 次/分，血压 100/60 mmHg，指尖氧饱和度 92%。患者神志清，精神萎靡，极度消瘦，恶病质，取半卧位，水饮难下、吞咽无力，舟状腹，双下肢轻度浮肿。以"新冠感染"收入院。既往有活动性肺结核病史 13 年，未行抗结核治疗；慢性支气管炎病史 10 余年，间断住院治疗，近 2 年活动耐力差，长期卧床状态。患者入院 BMI 12.24 kg/m^2，属严重营养不良。胸部 CT（图 4-25）：双肺感染性病变，继发型结核？其他性质病变不除外，纵隔及肺门内见多发肿大淋巴结，部分趋于钙化；右肺尖胸膜增厚，局部粘连。西医诊断：①新冠感染（危重型）；②重症肺炎；③活动性肺结核；④蛋白质-能量营养不良（重度）；⑤低蛋白血症；⑥中度贫血；⑦电解质代谢紊乱，重度低钠血症、低氯血症、高钾血症；⑧代谢性酸中毒。

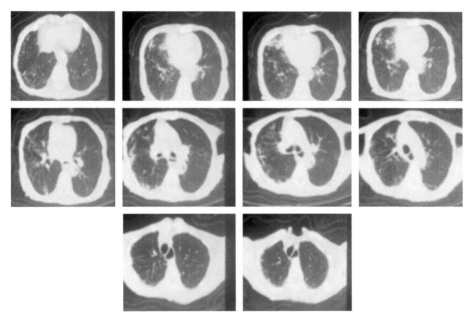

图 4-25 胸部 CT

刻下症：胸闷胸痛，咳嗽、咯少量白色黏痰，偶有恶心、间断呕吐。呕吐 7～8 次（呕吐物为黄绿色胃内容物，每次量为 50 ml 左右），饮水较前减少，舌淡少津（图 4-26），脉沉细。中医辨证为气阴两虚、湿热内蕴。方予补中益气汤合薏苡附子败酱散加减：生黄芪 30 g、炒白术 9 g、陈皮 6 g、西洋参 9 g、石斛 15 g、怀山药 15 g、薏苡仁 30 g、制附子 15 g、败酱草 30 g、淫羊藿 9 g、丹参 15 g、生姜 15 g。5 剂，水煎，每日 1 剂，早、晚分服。

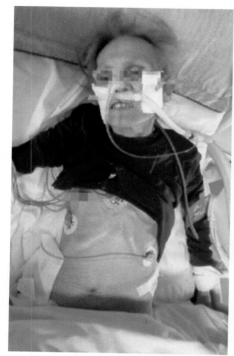
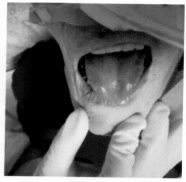
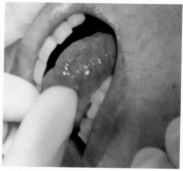

图 4-26　患者入院状态及舌象

二诊时患者整体精神状态改善，仍咳痰无力，咯黄黏痰，午后发热 38.5～39℃，萎缩舌，舌红少津少苔，舌根部焦黄。除内服中药外，还予痰热清 20 ml（每日 1 次）静脉滴注，面罩吸氧，维持指尖血氧饱和度＞95%，予 3 天 600 ml 康复者血浆输注，余无特殊。治以补气养阴透热法。方用补中益气汤合青蒿鳖甲汤加减：黄芪 60 g、炒白术 9 g、陈皮 9 g、西洋参 15 g、升麻 6 g、炙甘草 9 g、当归 9 g、柴胡 15 g、黄芩 15 g、青蒿 15 g、醋鳖甲 30 g、地骨皮 30 g、生地黄 30 g、芦根 30 g、生姜 15 g、大枣 3 枚。3 剂，水煎服，每日 1 剂，早、晚分服。服药后患者病情持续改善，氧合稳定，热势减退，新冠核酸检测阴性，各项化验指标改善，返家康复治疗。

病案解析　患者高龄，且素有消耗性疾病而极度消瘦，首虑脾胃之虚，治以补中益气之法。《灵枢·五味》记载："胃者，五脏六腑之海也，水谷皆入于胃，五脏六腑皆禀气于胃"。留有一分胃气，便有一分生机。以黄芪、炒白术、陈皮三味小方行补中益气之意。在黄芪用量方面，因患者极度消瘦，仅为 30 kg，故用药应柔和，30 g 足矣。配伍西洋参、石斛、淫羊藿、怀山药、丹参可以补气血阴阳。其中西洋参、石斛益气养阴，淫羊藿温肾助阳，怀山药补肾健脾、补弱虚，丹参养血活血，此为气血阴阳并补之法。患者长期卧床，膀胱气化失司，在本虚基础上亦有"湿热"之标实，故用薏苡附子败酱散温化湿热。二诊时患者服药后整体状况较前改善，但午后发热，舌体萎缩，舌红少津少苔，舌根部焦黄，脉沉细，考虑为热邪深伏阴分。故在补中益气的基础上佐以青蒿鳖甲汤养阴透热。补益中气贯穿治疗始终，治本之方未变。

137 急性淋巴细胞白血病患者，感染寒湿疫毒，气阴两虚，瘀热内生，症见神疲乏力，干咳无痰，舌暗红，苔白，脉细滑。治宜益气养阴、养血凉血，予生脉散加黄芪、生地黄、丹参、仙鹤草、女贞子、鹿角胶、龟甲胶、焦三仙、金银花等治之。

生脉散 同前

条文解析 本条文源自真实案例，旨在分享急性淋巴细胞白血病患者在感染新冠后的发病特征和辨治方法。急性淋巴细胞白血病是一种常见的恶性血液病，生物学特征多样，临床异质性很大，以骨髓和淋巴组织中不成熟淋巴细胞的异常增殖和聚集为特点。由于本病会导致免疫功能低下，急性淋巴细胞白血病患者在感染新冠后发生重症、危重症的风险显著提高，预后也相对较差。中医学称急性淋巴细胞白血病为"急淋毒病"，主要分为三个类型，分别是气血两亏、痰瘀互阻型，气阴两虚、痰瘀互阻型，热毒炽盛、痰瘀互阻型。临床治疗急性淋巴细胞白血病合并新冠感染时，强调扶正祛邪，要在益气养阴的基础上，酌加清热解毒凉血之品。

方解 生脉散方解同前。

案例

陈某，女，68 岁，因"发现白血病 1 个月余，新冠病毒核酸检测呈阳性 1 天"收住入院。住院期间新冠感染相关症状不典型，胸部 CT（图 4-27）见磨玻璃密度渗出影改变、散在纤维实变灶。西医诊断：①B 型急性淋巴细胞白血病；②化疗后骨髓抑制期；③新冠感染（重型）。经西医治疗后患者诸症已好转，现进入恢复阶段。刻下症：精神差，疲乏，纳差，咽喉不适，牙龈疼痛，无发热，偶有咳嗽，无咳痰，夜寐差，二便调，舌质暗红，少苔少津（图 4-28），脉细滑。治宜益气养阴扶正，兼以养血凉血。

方用生脉散为底方加减：黄芪 20 g、麦冬 15 g、五味子 6 g、北沙参 10 g、杏仁 9 g、桔梗 6 g、生地黄 15 g、牡丹参 15 g、金银花 20 g、鹿角胶 6 g（烊化）、龟甲胶（烊化）10 g、浙贝母 15 g、川芎 10 g、防己 10 g、女贞子 15 g、仙鹤草 20 g、石斛 15 g、焦三仙各 10 g、生甘草 10 g、茯苓 20 g。7 剂，水煎服，每日 1 剂，早、晚分服。患者服药后核酸检测结果转阴，精神好转，诸症明显好转而出院。

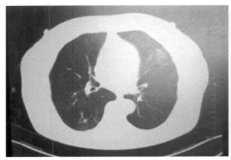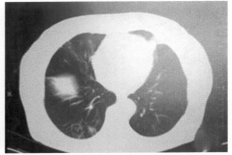

图 4-27 胸部 CT 检查

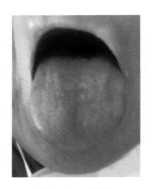

图 4-28 舌象

病案解析　患者经前期治疗已获良效，在中医介入时已处于恢复阶段。故以态靶结合为指导思想，用生脉散合复方浙贝颗粒调"态"打"靶"以治疗。该患者前段时间经过化疗，后又感染新冠，目前舌质暗红、少苔少津，此为气阴两虚、瘀血内阻之象，故以生脉散为基础方来调节患者气阴两虚之"态"，配伍北沙参、石斛养肺胃之阴，女贞子补肝肾之阴，仙鹤草补虚而不留邪，鹿角胶和龟甲胶阴阳双补，生地黄凉血化瘀，丹参养血活血，再稍佐金银花清气分之热。治"靶"者，从呼吸道、消化道等相应的"症靶"入手，如桔梗、杏仁一升一降，开宣肺气，可治疗咽喉不适、咳嗽等症；焦三仙和中化食，可治疗纳差等症。另外，复方浙贝颗粒为陈信义教授团队研制的针对急性白血病痰瘀互阻证的"靶方"，方中浙贝母化痰止咳，开泄及清火散结力强；川芎活血行气、祛风止痛以化瘀行血；防己利水祛湿，合浙贝母以截生痰之源；防己伍川芎可除瘀滞，缓解疼痛。三者配伍，可共奏化痰散结、活血化瘀之效。另外，患者年老体弱，病后乏力明显，应注意及早加用补气、健脾、除湿之品，故加黄芪以扶助正气，加茯苓健脾利湿，甘草补虚、调和诸药。